颅骶疗法教程

A COURSE OF CRANIOSACRAL THERAPY

狄荣科 著

江苏大学出版社
JIANGSU UNIVERSITY PRESS
镇 江

图书在版编目(CIP)数据

颅骶疗法教程/狄荣科著.—镇江:江苏大学出
版社,2017.12(2025.4 重印)
ISBN 978-7-5684-0703-8

Ⅰ.①颅… Ⅱ.①狄… Ⅲ.①骨损伤-按摩 Ⅳ.
①R683

中国版本图书馆 CIP 数据核字(2017)第 314638 号

颅骶疗法教程
Ludi Liaofa Jiaocheng

著　　者/狄荣科
责任编辑/仲　蕙
出版发行/江苏大学出版社
地　　址/江苏省镇江市京口区学府路 301 号(邮编:212013)
电　　话/0511-84446464(传真)
网　　址/http://press.ujs.edu.cn
排　　版/镇江文苑制版印刷有限责任公司
印　　刷/镇江文苑制版印刷有限责任公司
开　　本/718 mm×1 000 mm　1/16
印　　张/16.25
字　　数/266 千字
版　　次/2017 年 12 月第 1 版
印　　次/2025 年 4 月第 11 次印刷
书　　号/ISBN 978-7-5684-0703-8
定　　价/50.00 元

如有印装质量问题请与本社营销部联系(电话:0511-84440882)

序

颅骶疗法是一种轻柔的、非侵入式的触疗技术,是由 20 世纪初期起源于美国的颅骨整骨疗法演化而来。颅骨整骨疗法创始人威廉·乔纳·苏瑟兰(William Garner Sutherland)观察到颅骨间的缝连接类似于关节的结构和功能,认为"各种各样颅缝的解剖设计似乎是为了适应小幅度的运动",提出了颅壳(Cranial bowl)结构的生物力学原理,认为颅缝是可以活动的,打破了传统观念认为的"颅骨是不活动的"教条。随后,他发现人体有一种节律运动,在全身各部尤其是颅部可以用手触摸到一种规则的、周期性的收缩—伸展(Flexion—Extension)运动,产生于"颅骨斜面的缝隙就像鱼的腮(Beveled like the gills of a fish)是为了呼吸",并将此节律运动称为"生命呼吸"(Breath of life)、"生命潮汐"(Tide of life)、人体"原始呼吸运动"(Primary respiratory motion,PRM)或"原始呼吸机制"(Primary respiratory mechanism,PRM)。这些听起来像诗一般的概念,开创了一条探索人体神秘殿堂之路。

20 世纪 70 年代神经外科医师约翰·尤普勒捷(John E. Upedger)带领团队大规模地开展对颅骶系统的研究,从颅骶骨骼系统的运动开始,深入研究脑和脊髓被覆的张力膜系统的功能与脑脊液的介导作用。在颅骨整骨疗法技术的基础上,发明了"十步程序法"(Ten-step protocol)的工作方法(技术),并将此命名为颅骶疗法(Craniosacral therapy,CST),系统地阐述了颅骶疗法的基础理论、手法技术和临床实践。

然而,颅骶运动的节律是如此微妙,以至于很难被触觉感知。关于颅骶疗法的"疗效"或是"感受"牵涉很多因素,如治疗师的静心品质、受术者的接受性、彼此间的心理动力学关系等,以至于这一重要的关于机体和谐或不和谐的指标没有被人们充分认识和利用,甚至没有得到现代医学从业者的认可。颅骶疗法这个身体工作(Body work)方法给人们最大的启发之一,就是每个人都有能力去感受自己身体里那股隐隐的生命之流,秘诀就在于像一个初生婴孩一样重新去感受自身的触觉,享受触摸及被触摸的喜悦与幸福。

21世纪初(2001年)一位美国的心理治疗师和颅骶治疗师贝丝·本顿(Beth Benton)向我介绍颅骶疗法,我第一次体验她给我的治疗。硕大的沙龙(Salon)只有我们两人,安静得有点使人心里发慌。我躺在按摩床上,贝丝的手轻柔地触摸我的头部和骶部,起初并没有特别的感觉。大约三十分钟后,我突然感觉身体下面的床没有了,身体如漂在水面,如坠入云堆,或如在梦中手脚不得动弹,似乎都是,又似乎都不是。如此经历,正如尤普勒捷所说"一旦感受,终生难忘"。从此,我走上学习、研究、传授颅骶疗法之路。时至今日已有十多年过去了,难以忘怀的是在做个案时解除了别人的痛楚后的那份成就感。时时萦绕心头的是十余年来培训的学员们的欢声笑语,以及一个个成功个案的分享。因为总觉得还欠着学员们一本有关"颅骶疗法"的中文读本,故在2017年年初放下所有的工作,整理教授十年有余的颅骶疗法的讲义和心得体会,开始书写"颅骶疗法"。

本书取名"颅骶疗法教程",是因为我对颅骶疗法认知的广度和深度还远远不能涵盖这门博大精深学科的全部,而只是作为一门课程将我所理解的颅骶疗法介绍给国内读者。本书内容包括颅骶系统、颅骶节律、颅骶技术和颅骶治疗。同时,这些内容也是我这十几年的个案实践和教学经验的总结,如"诱导静止点""V形能量传导""海浪波动式""第四脑室压迫"等技术,百试不爽,十分有效。自创的"枕额推法"也是神情兼备,非常好用。此外,本书总结的"自助式颅骶治疗手法"和"颅骶保健操",都具有极佳的身心疗愈和精神放松的效果。但是,本书挂一漏万,粗陋之处在所难免,希望读者不吝赐教、批评指正,以利提高、日臻完善。希望本书能给读者在学习和实践颅骶疗法的过程中一点微小的帮助,更希望能为基层大众带来一丝美好的健康时光。

狄荣科

2017年8月

目 录

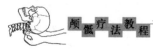

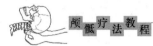 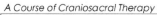

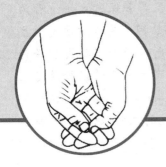

绪论 |

颅骶疗法：从"另类医学"走向"整合医学"

医学是人类在长期与疾病做斗争的实践中产生和发展而成的一门学科。在漫长的发展过程中，其大致经历了原始医学、古代经验医学、近代实验医学和现代医学四个阶段。医学的发展不仅受生产力水平和生产关系的制约，而且与自然科学的进步及哲学思想的发展有紧密联系。

欧美一些发达国家将西方主流医学以外的医疗和保健方法统称为"非主流医学"（Non-mainstream medicine，NMM）。因为有些方法是对主流医学的补充，有些方法是对主流医学的替代，所以国外有些文献译为"另类医学"（Alternative medicine，AM），即指除了主流医学以外的另一类医学方法。美国国家卫生研究院（National Institutes of Health，NIH）关于另类医学的定义大意为：该类医学是一类传统的医疗保健方法，目前已经被证明是安全、有效的另一类诊治方法，包括身心干预、放松训练、动植物药材、基础生物治疗和能量治疗等医治方法。

与人工合成化学药物和外科手术等对抗性治疗方法不同，另类医学方法属于替代和补充医疗，具有预防、保健、治疗和康复等方面的作用。1998 年，美国国家卫生研究院成立国家补充与替代医学中心（National Centre for Complementary and Alternative Medicine，NCCAM），将那些目前被认为不属于常规医学的多种多样的医疗和卫生保健系统、从业人员及医药产品统称为补充与替代医学（Complementary and alternative medicine，CAM），即美国常规医疗体系以外的一组医疗及卫生保健体系，包括相关的世界观、方法论、医疗形式、医疗手段和医疗产品，以及在治疗疾病、保持和促进健康等方面的实践。补充医学是那些可以与常规医学共同使用的医疗方法，以弥补常规医学的不足，如使用芳香疗法来减轻外科患者术后不适等。替代医学是用来替代常规医学的医疗方法，如用一种特殊的饮食疗法治疗某种癌症，以替代常规医学的外科手术、放射治疗或化学治疗等。

颅骶疗法（Craniosacral therapy，CST）则是近年由整骨疗法（Osteopathic therapy，OPT）发展而来的一种手法疗法（Manipulative therapy，MT），属于补充与替代医学的一个分支。治疗师们在长期的医疗实践与科学研究中，总结形成了一套相对完善的基础理论和卓有成效的手法技术。在学习和应用颅骶疗法时，有必要对补充与替代医学，以及整骨医学有一个整体的了解与认识，以加深对颅骶疗法的正确理解、合理运用和完善提高。

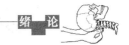

第一节　补充与替代医学的分类

美国早期的卫生保健是由各种医疗形式构成的混合医疗体系。19 世纪中叶,美国初级卫生保健服务绝大多数是由植物学治疗师、助产士、按脊治疗师、顺势疗法医师和各类心灵治疗师所提供。在 19 世纪后半叶,随着细菌的发现及其基础理论和实验方法的建立,在抗菌技术、麻醉技术和外科技术等方面取得显著的科学进步,健康和医疗格局开始发生根本性的变化,史称"生物医学时代"。从 19 世纪末到 20 世纪初,在美国医学教育中也发生了一场大革命,生物医学演变成为现代意义上的主流医疗卫生体系。

1998 年,美国国家卫生研究院成立了国家补充与替代医学中心,西方国家的许多医学院校纷纷开设补充与替代医学课程,补充与替代医学的科研报告开始出现在著名的主流医学杂志上,最新生物科技在补充与替代医学的天然产品开发中得到广泛的应用。美国国家补充与替代医学中心顺应上述变化,发展了开发天然产品的补充与替代医学模式。美国食品和药品管理委员会(Food and Drug Administration, FDA)根据这一模式对食物和药品管理法做出了一些修改,使得补充与替代医学的天然产品比合成产品或高纯度单体更容易进入美国市场。补充与替代医学广泛的民众基础为其在西方国家的进一步发展营造了一个良好的环境。美国国家补充与替代医学中心在其战略计划中将补充与替代医学分为以下五类:

1. 替代医学体系

替代医学体系主要是一些完整且独立于(通常先于)现代生物医学演化而来的医学理论和实践体系,多为其他文化中的传统医学体系,如传统中国医学、阿育吠陀医学和顺势疗法等。

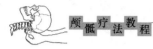
2. 身心疗法

身心疗法主要是一些精神活动对身体功能或症状有影响力的技法，如冥想、催眠、艺术(包括音乐)疗法、祈祷与精神治疗等。

3. 基于生物学的疗法

基于生物学的疗法主要是使用天然动植物或矿物质进行医学实践或干预疾病的疗法，如草药疗法、分子调整疗法(如服用大剂量维生素)和个体生物疗法(如食用鲨鱼软骨)等。

4. 机体调整疗法

机体调整疗法主要是基于身体的特定运动或对身体的特定操作的疗法，如按摩疗法、整骨疗法和脊椎指压疗法等。

5. 能量疗法

此类疗法注重运用那些被认为是源于身体或其他物体"能量场"(如生物场、电磁场)的力量，包括灵气(Reiki)疗法、气功疗法和触摸疗法等。

第二节 社会对补充与替代医学态度的变化

尽管有些补充与替代医学疗法确实具有一些治疗成功的事例，但是对大多数补充与替代医学疗法来说，仍然需要确凿的科学证据来证明其合理性，如"这些疗法安全吗?""对疾病治疗切实有效吗?""有科学依据吗?"等。补充与替代医学在西方国家长期以来被视为"非正统""不科学"，甚至"邪术"而受到主流医学的排斥。20世纪70年代后，人类生存环境的变化及生活水平的提高，导致人类疾病谱改变和医学模式发生转变，主流医学界对补充与替代医学的观念开始转变，逐步地接受了补充与替代医学中的精华部分。尤其是近年来由于疾病谱的改变、化学药品毒副作用的显现、癌症和艾滋病等世纪顽疾的发生，促使社会对补充与替代医学的需求明显增加，西方主流医学界也对补充与替代疗法进行了重新认识和评价。主流医学界对补充与替代医学的态度变化受到以下因素的

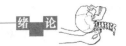

影响：

①接受补充与替代医学治疗的患者人数逐年增加，主流医学工作者再也无法回避补充与替代医学。为了与患者建立良好的沟通，指导患者正确地选择补充与替代疗法以减少生物医学的不良反应，许多主流医学工作者开始以客观的态度重新认识补充与替代医学。

②出于对主流医学所存在的局限性的认识，人们开始关注主流医学之外的其他医学，寻求自然的医疗方法以弥补主流医学的不足。

③随着现代化的科学技术手段被引入补充与替代医学研究，人们对补充与替代医学这一庞杂系统的认识正在逐渐加深，其中的珍宝部分（如手法疗法、草药、针灸、瑜伽等）已被主流医学界广泛接受。

国家补充与替代医学中心是美国联邦政府在补充与替代医学科学研究领域的权威机构，致力于在严谨科学基础上探索补充与替代医学的治疗规程，培训补充与替代医学研究人员，并向公众和专业人员传递权威信息。近年，美国国立卫生研究院就身心疗法治疗疼痛和失眠进行技术评估，发现补充与替代医学在安全性和有效性方面有一些高质量的研究证据，同时提出整合医学（Holistic integrative medicine，HIM）的理念，即补充与替代医学和主流医学两者结合，两种医学方法常被同时应用。许多身心疗法已经纳入多学科的疼痛治疗计划，包括一定形式的缓解压力的方法、应对技能训练、认知重建、教育引导及松弛疗法等多学科的方法，对腰痛、肌筋膜痛、类风湿关节炎和骨关节炎等慢性病症都有效。有研究证明，松弛和热生物反馈是治疗复发性偏头痛的有效方法，而松弛和肌电生物反馈（单独或辅助使用）有助于缓解复发性紧张性头痛的症状。催眠、集体疗法、松弛和冥想等疗法，在用于分娩、手术前或侵袭性的医疗操作时，可明显缓解疼痛并缩短恢复时间。在英国，脊柱指压疗法和整骨疗法是两种应用最为普遍的治疗方法，特别适用于治疗或缓解各种急慢性疼痛。一些医师提供放松课程以促进患者身心健康，提供瑜伽训练使身体产生活力感，用以针对轻度焦虑或抑郁的患者，或治疗那些选择余地不大的慢性躯体性疾病。在英国大多数收治患者的机构均可提供按摩治疗，

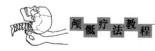

可以降低焦虑分值和改善睡眠状况。在美国的一些医院内,音乐疗法是一种受欢迎的补充治疗方法。随机对照的临床试验已经证明,在急诊室应用音乐疗法可以减轻疼痛和减少焦虑。

第三节 补充与替代医学的发展前景

随着现代科技的发展,补充与替代医学的科学基础及内部架构发生了实质性的变化,这些变化可能预示着补充与替代医学正在与主流医学整合。所有的卫生保健领域正采用与主流医学类似的临床、科研及管理标准,如患者关心的问题(如医患关系)、研究人员认为重要的问题(如控制实验偏差)、临床医生认为关键的问题(如临床能力)、消费者关心的事情(如成本效益),或许不久不会有人再使用"主流医学"和"补充与替代医学"这种历史的和政治的概念。整合医学显然使补充与替代医学接近主流医学并被主流医学所采纳,同样意味着临床医生承认了这两种医学各自的角色,而使患者感到补充与替代医学作为医疗保健服务的一部分而加以接受。近年,补充与替代医学在以下几个方面取得了最新进展:

① 在补充与替代医学中,应用性研究的数量正在快速增长,研究的质量也在不断提高。补充与替代医学治疗方法的随机对照临床试验大约以每5年翻一番的速度增长。

② 同样按照循证医学的原则,有充分的证据说明某些补充与替代医学的治疗方式是有效的。

③ 主流医学专业组织签署的指南及共识报告,已经向政府管理部门和公众社会推荐了一些补充与替代医学的医治方法。

④ 在主流医疗领域中,补充与替代医学正在被更多地采用,尤其是在针刺治疗疼痛,按摩疗法、音乐疗法、放松术治疗焦虑和抑郁症等方面都得到了广泛的应用。

⑤ 在欧美国家,整骨治疗师和脊柱指压治疗师等补充与替代医学领

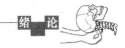

域从业人员成为被正式认可的行医者,治疗费用也被纳入国家医疗保险系统。

⑥ 从事主流医疗卫生专业人员对补充与替代医学持一个更开放的态度,循证医学(Evidence-based medicine,EBM)理论与方法在补充与替代医学领域的兴起可以部分地证明这个问题。

第四节　走向整合医学

随着回归自然的愿望日益高涨,人们逐渐抵触主流医学的化学合成药品,而崇尚天然的治疗方法及保健用品。在世界范围内,为数不少的人对健康有着更高层次的认识和追求,人们注重身心与内外环境的协调平衡,着眼于疾病的预防和自身的保健,不停留于传统意识上的治疗疾病。尤其是网络通信飞速发展的今天,人们可获得各种有关补充与替代医学的知识及其新颖的诊治观点、独特的治疗手段和治疗方法等信息。这些媒体信息大大增进了广大民众对补充与替代医学的认识,冲击着人们传统的健康意识。补充与替代医学以其独特的哲学理念、对疾病和健康的深层领悟和认识、种类繁多的治疗手段及卓越的临床效果吸引着广大民众。

很多补充与替代医学的内容属于整体医学(Holistic medicine,HM)范畴,即行医者考虑的是机体的整体性,包括躯体、精神、情绪和心灵。某些补充与替代医学治疗方法也被看作是预防性的手段,指导人们如何预防健康方面问题的发生,而不仅是在疾病发生后进行治疗。整合医学主要是针对现代医学分化区域过多,彼此之间壁垒森严,特别是临床医学分科过细,彼此互不联系,从而造成疾病的诊疗水平下降。因而在临床决策中,必须充分考虑到整合医学的基本原则,特别是遇到老年病、疑难病、急危重症的诊断时,一定要有全局观念、整体观念,即不仅考虑到某个或某些脏器的疾病诊断,还必须考虑到与之可能相关的其他器官病变,以及诸

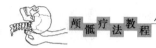
多病变之间的复杂因果关系。而在治疗决策时更应强调整体观念,绝不能只见树木、不见森林,更不能头疼医头、脚疼医脚,一定要在把握全身各个主要器官病变的总体及其相互关系中,制定针对全身病变的各种治疗原则和方案。要顾此及彼,而不是顾此失彼,尤其是要关注主要脏器的功能。在应用某一种治疗方案时必须充分考虑到对该器官及其他器官结构和功能的影响,不能一叶障目,要尽可能地减少医源性损害。

在医学的发展中,病因学是医疗专业化的结晶,将疾病归纳于种种原因,但事实上主流医学很少认为疾病发生是许多过程和因素共同作用的结果。这是因为医学理论和实践至今还被"单一因"(Monocausal)的思维方法所支配,这里起作用的还包括简化论或简单决定论,如疾病被认为一般起源于一个始发因素,而且原则上可以通过单一的治法来祛除。这种思维来自启蒙主义时期出现的机械论的世界观和方法论,即将现实中发生的一切都解释为一种机械的过程,或每件事物原则上都有一个始发原因。事实是并非与疾病和健康有关联的所有过程都出现相似的结果,身心失调的因素在疾病的发生中都扮演着重要的角色。补充与替代医学认为疾病的病因可以是多方面的,医生治疗的不是疾病本身,而是患者的失衡状态,因此应从多个方面采取措施加以纠正。符合现代科学关于"复杂系统"的理论,此时单用一种药物往往不足以纠正全局,应该从多个角度加以调理。整合医学理论并不否定"一种病因,一种疾病,一种治疗"的"特异性"病理认识;同时也承认可以有分布于网络多个节点的"分布性"病理变化,应该采用多种治疗手段,包括改变生活方式、调整心理状态、采用临床干预等。因此,只有在理论上把补充与替代医学的假说纳入现代科学的框架加以理解,主流与非主流医学真正融合为"整合医学"的可能性才能变为现实。

美国学者于20世纪80年代提出的"整合医学"是有感于现代医学对一些复杂疾病的无能为力,建议在治疗方法上借鉴补充与替代医学的手段。补充与替代医学有着广大的市场需求,近50%的美国人曾接受过补充与替代医学的治疗。在美国,越来越多的医学院开始设立补充与替代

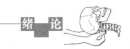

医学课程，有些地区还将它纳入基层住院医生的培训计划，特别是家庭医生培训计划。整合医学是一门将现代医学和传统医学有机结合的新兴医学，其基本概念是将生物医药、现代医学、自然医学与另类医学相结合，以取得相辅相成的医疗效果，其核心是"基因稳态—自我康复"理论。整合医学认为，维持机体健康的根本因素是机体的整体及微观上各系统内部和系统之间的稳定性。稳定是相对的、动态的，通过神经、内分泌、免疫三个系统的整体调节而实现。整合治疗的目的就是重建机体内环境的稳定性与对外环境的适应性。随着整合医学理念的发展，许多机构开展整合医学的研究和应用，整合医学将发展成为 21 世纪的未来医学。

　　当前，补充与替代医学技术在国内尚未普及，相关研究更显不足，尤其对于如何整合康复医学、补充与替代医学、中医治疗技术及生活方式等，还需要做比较深入的研究。颅骶疗法是当下西方国家非常重要的一种医疗方式，正如美国梅宁杰基金会主席艾莫·葛林博士（Elmer Green Ph. D.）在给约翰·尤普勒捷（John E. Upedger）的著作《颅骶疗法》（*Craniosacral Therapy*）一书所写的"前言"中开宗明义地指出，"颅骶疗法跨越在整骨医学、临床医学、能量医学与心理学等领域之间，是'串联'身体与精神的身心治疗艺术"。颅骶疗法通过协调外部环境和人体内部因素的关系而提高人体自愈能力，帮助身体自我修复，是非侵入性、非药物性的手法治疗。颅骶疗法从欧美传入中国，适逢其时，正漫步在从另类医学走向整合医学的大道上。

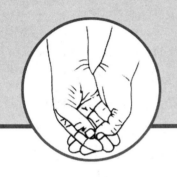

第一章 |

颅骶疗法概述

"什么是颅骶疗法呢"？"Craniosacral"（颅骶的）一词是由"Cranial"（颅的）和"Sacral"（骶的）合成,意指治疗师特别关注头部颅骨、脊柱及其宽阔的末端——骶骨。苏瑟兰认为,规则的颅骶运动是由脑脊液的产生和吸收所引起的压力变化造成的,表现为全身可被触摸的每分钟6～12次的节律。这个信号提供了一种有关全身组织和器官当下状况的有用线索,提供了一个疼痛和不适情况的身体图式（Body schema）。20世纪70年代神经外科医师约翰·尤普勒捷（John E. Upedger）带领团队大规模地开展对颅骶系统的研究,发明了"十步程序法"（Ten-step protocol）的工作方法（技术）,并将此命名为颅骶疗法（Craniosacral therapy, CST）,系统地阐述了颅骶疗法的基础理论、手法技术和临床实践。

　　颅骶疗法作为一种"补充与替代疗法",不像主流西医"头痛医头、脚痛医脚",而是在机体的"整体性"上进行身体工作,通过提升身体整体功能,调整机体的生理、心理和精神世界的和谐与平衡,修复创伤和疗愈疾病,如治疗师触碰受术者的足部,受术者却感觉头部的旧伤有所反应。颅骶疗法这个身体工作（Body work）方法给人们最大的启发之一,就是每个人都有能力去感受自己身体里那股隐隐的生命之流。第一步,就从满怀爱意与耐心地触摸和感受自己的身体开始吧!

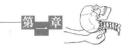

第一节　颅骶系统

　　日换星移,昼夜交替;四季更迭,温寒有序。大千世界以其固有的规律周而复始地运行,宇宙万物各有其独特的运动节律。人体就是大自然的一个缩影,这是一个神秘的世界,又是如此精巧复杂。人类在漫长的进化过程中形成了与之相应的生命节律。节律运动是生命的固有特征,无论节律运动的速度是快是慢、振幅是大是小、力量是强是弱,推动节律运动的原始能量就是生命之源。人们经过了艰苦的努力才认识了心脏搏动和肺呼吸的规律。苏瑟兰和尤普勒捷等先驱一直在研究身体的另外一种节律系统,这个系统包括颅和脊柱、脑和脊髓,以及与之有关的肌肉和筋膜,即从颅脑到盆骶部的整个人体中轴系统,主要治疗区域是头部(颅骨)、躯干和脊柱基底(骶骨),因此称之为颅骶系统(Craniosacral system,CSS),这也是颅骶疗法的名称由来(图1-1)。

　　颅骶系统是一种新近认识的节律性功能系统,可以从三个层次认识:颅骶骨骼系统、被膜系统、脑脊液系统。正如尤普勒捷在给唐·科恩(Don Cohen)写的《颅骶疗法简介》(*Introduction to Craniosacral Therapy*)一书所作的序中所说:"颅骶系统是人体的一个最为关键的系统,这是一个躯体、意识、心灵三者既各自独立存在又相互影响的场所"(图1-2)。在颅骶疗法的实践中,身体开始告诉人们生命的本质。生命首先作为原始能量动力的推动而发生,然后表现为体液流动、神经信号传导、组织细胞运动及整体行为反应。

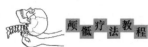
　　头和躯干的骨骼称中轴骨,23 块颅骨连接成"颅",24 块椎骨、1 块骶骨和1块尾骨连接成脊柱,脊柱胸段与 12 对肋和胸骨围成胸廓,脊柱的骶尾段与 2 块髋骨围成骨盆。

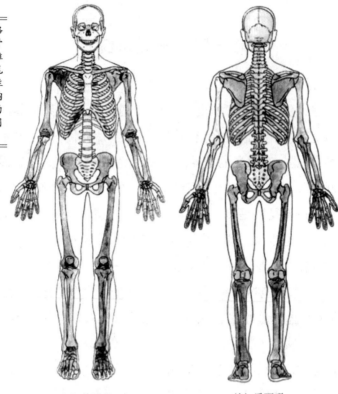

（a）前面观　　　　　　　　（b）后面观

图1-1　　人体颅骶骨骼系统

　　颅骶系统包括骨骼系统、被膜系统和脑脊液系统。颅骶疗法是一种身体工作(Body work)方法,在身体(Body)、心理(Mind)、精神(Spirit)之间架起桥梁。

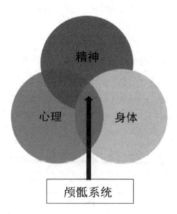

图1-2　　人体颅骶功能系统

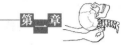

颅骶系统是一个半封闭的流体力学系统,一方面具有流动性,另一方面又具有不可压缩性(图1-3)。脑脊液产生于脑室内的脉络丛,充满于脑室系统和蛛网膜下腔,大部分经由蛛网膜颗粒运输入硬脑膜的上矢状窦,脑脊液产生与排出的控制由特定的稳恒机制加以调节,以生物反馈的神经反射回路调控颅内压力的平衡,以适应人体内、外不断变化的环境。尤普勒捷认为,脑脊液在颅骶系统中缓慢流动几乎不产生摩擦力,当加以外力时可以向四周传递大小相同的力量。如果在硬膜系统外围的硬膜窗(Dural window)施力,大小相同的力经由脑脊液向系统内的其他部位传导,这种物理学特质称作"散弹技术"(Shotgun technique),这也是颅骶技术处理功能障碍或病症时的生物力学切入途径的解剖生理学基础。

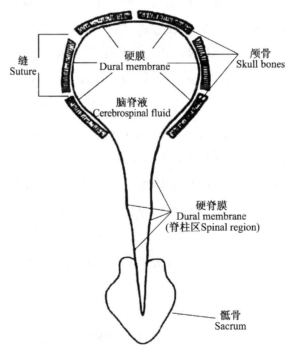

颅骶被膜系统是由包裹在脑和脊髓周围的硬膜形成的一个半封闭的流体力学系统。有些部位的颅缝较大,为硬膜窗。

图1-3 颅骶系统示意图

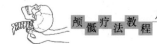
第二节　颅骶节律

在人体,脑脊液从脑室的脉络丛中滤出,脑和脊髓漂浮在脑脊液中,脑脊液在脑和脊髓组织中穿行,起到循环、缓冲、运输物质和提供营养等作用。尤普勒捷等研究人员发现,分布于颅缝和硬脑膜上的感觉神经末梢是颅腔内的压力感受器,反馈调节脉络丛的分泌活动,致使脉络丛分泌功能具有波动性,脑室内脑脊液的静水压力产生相应的波动梯度。脑脊液从侧脑室向外的压力梯度波成为人体节律性脉冲的驱动器。脑脊液有节奏地通过大脑的侧脑室向蛛网膜下腔扩散,在正常情况下呈现每分钟6～12次有规则的节律性脉冲,故有人称脉络丛为"大脑的心脏(脑心)"("Heart" of the brain)。由于颅骶系统是一种人体健康评估与疾病创伤监管系统,因而颅骶疗法特别注意到颅骶节律,这是一种轻微的头部骨骼的收缩(Flexion/Curling/Systole)和伸展(Extension/Uncurling/Diastole);身体两侧和四肢围绕着一个中心轴所做的外旋(External rotation)和内旋(Internal rotation)运动(图1-4)。这是一种代表人体生命活动最本源的韵律,苏瑟兰称之为"生命呼吸"(Breath of life),或称"原始呼吸机制"(Primary respiratory mechanism,PRM)。尤普勒捷将颅骶系统的节律运动称为颅骶节律性脉冲(Craniosacral rhythmic impulse, CRI)。

在胚胎早期,三胚层分化发育,外胚层卷曲形成神经管。随着头尾端的分化,三胚层细胞定向迁移,胚胎逐步形成由尾端向头端方向的蠕动,由此奠定了人体中轴的能量流的运动方向。此时心血管尚未形成,胎儿自身的血液循环还没有建立,更毋庸谈及出生后才出现的呼吸运动和节律。所以,当人体还仍然是一个胚胎时,颅骶节律就被呈现出来了,这是一种原始呼吸的表达——吸气(Inhalation)和呼气(Exhalation)。同时,在生命的最后阶段,当机体处于濒死状态时,这种韵律的退去及其连贯的运动,就像一场非常缓慢退去的潮汐。所以,颅骶节律要比呼吸和心跳的韵

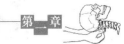

律更原始、更长久。颅骶节律是生物体持续的、规律的、充满活力的生理性脉动,是一种已被观察到但尚未被证实的生命现象,研究者认为与所谓的"特劳贝-赫林振荡现象"(Traube-Herring oscillation phenomenon)有关。

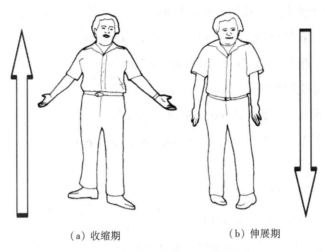

收缩期(Flexion or curling or systole)又称吸气期(Inhalation):能量从尾侧流向头侧,身体缩短,躯干和四肢外旋。

伸展期(Extension or uncurling or diastole)又称呼气期(Exhalation):能量从头侧流向尾侧,身体伸长,四肢内旋。

(a)收缩期　　　　　　(b)伸展期

图1-4　人体颅骶节律的运动模式

注:箭头表示能量流动的方向。

第三节　颅骶治疗的概念

颅骶疗法用一种经过特殊训练的轻微手法,探测生命韵律并矫正其偏差,解除颅骶系统病理状态下的紧张和压迫,达到治疗疾病与修复创伤的目的。颅骶疗法是非侵入式的手法触诊疗法,通过触摸人体中轴的不同部位,改变脑脊液流动的节律和流量,直接调节脑和脊髓的功能状态,使中枢神经系统与身体其他系统恢复正常联系和自然运动,可用以评估(诊断)和修正(治疗)人体中轴颅骶系统的失衡和约束,治疗机体的多种疾病和创伤,以及解除情感或心理障碍的困扰。颅骶治疗包括倾听身体各部监测站(Monitoring stations)上的颅骶节律,或者在一个特定的站点倾听一段时间,以及使用各种各样的特殊手法或技术调校颅骶系统失衡

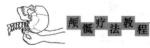

或医治疾病。

尤普勒捷将基本的颅骶技术规范化、标准化,归纳总结为"十步程序法"(Ten-step protocol):

① 诱导静止点(Still point induction)。

② 横向膈膜放松(Transverse diaphragm release)。

a. 盆膈膜放松(Pelvic diaphragm release);

b. 胸部膈膜放松(Thoracic diaphragm release);

c. 胸廓入口放松(Thoracic inlet release);

d. 枕部解压和硬膜管牵引(Occipital decompression and dural tube traction)。

③ 额骨提升(Frontal lift)。

④ 顶骨提升(Parietal lift)。

⑤ 颞骨耳道拉伸(Temporal ear pull)。

⑥ 颞骨摇动(Temporal rock)。

⑦ 蝶骨提升(Sphenoid lift)。

⑧ 下颌骨解压(Mandibular decompression)。

⑨ 骶部解压和硬膜管牵引(Sacral decompression and dural tube traction)。

⑩ 诱导静止点(Still point induction)。

颅骶疗法不是针对身体某一疾病的治疗方法,而是适用于许多不同类型的疾病,对特定的痛楚以至改善整体健康均有卓越的功效,尤其以与头颅有关的病患最为有效。由于它能准确找出并处理身体内在的问题,所以治疗方针以治本为目标,一般能得到持久而稳固的治疗效果。颅骶疗法适合于临床医生、全科(社区)医生、按摩师、物理治疗师、心理治疗师、社区健康工作者和爱好者学习和使用,在全国范围内加以推广,可使国人受益匪浅。

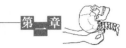

第四节　颅骶生物动力学

治疗师们没有限制于苏瑟兰的"原始呼吸机制"五个因素的研究,而是使颅骶疗法在更大范围中发展。英国医生富兰克林·希尔斯(Franklyn Sills)探索了一种特殊的方法,称为颅骶生物动力学(Craniosacral biodynamics,CSBD)。这种方法是一种结合整骨疗法和能量疗法实践经验,以颅骶疗法的技能为基础,结合能量医学,整合机体各种资源,创造的颅骶疗法的量子论方法。其作用表现为人体组织功能的改变,价值在于赋予患者更多疗愈的权利,使身体与内在的、先天的健康智慧共处。这种方法还给研究能量动力学提供了具体的方法,这也是所有症状改变的根本途径。美国梅杰宁基金会主席艾莫·葛林(Elmer Green)在给尤普勒捷的著作《颅骶疗法》一书所写的前言中指出:有趣的是,我们注意到许多物理学家和电子工程师在他们的实验室里,利用极为敏感的仪器对意念-物质关联现象(Mind-matter phenomenon)进行测量和观察。结果指出,应先假设"物质"与"意念"之间有所谓的"能量连接"(Energy link)存在,才有办法解释实验过程的一切。因此,从过程与结果看,这两者的关联似乎如此密切。

为了理解人体生命动力的完整模型,包含生理的、经验的、心理的、情感的、精神的各个层面,将所有的方面连接起来,形成完整的能量动力圈,就是颅骶疗法的生物动力学方法——颅骶生物动力学。颅骶的生物动力学方法,利用执业人员的感知觉、触诊技术、反射能力,以及治疗关系的质量,引导受术者体内发生改变。正如美国加州大学欧文分校认知科学教授格雷戈里·希科克(Gregory Hickok)在《神秘的镜像神经元》(*The Myth of Mirror Neurons*)一书的前言中说道:"对人类来说,我们能够理解的不只是行为,还能够理解他人的情绪和心理状态;或许,共情背后也存在类似镜像的机制"。镜像神经元理论与人类认知能力之间建立了联系,为人类心理进化的理论提供了立足点,这可能是解释颅骶生物动力学作用

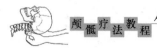

的神经生物学机制(脑机制)之一。

苏瑟兰通过许多不同的研究已经证实了颅骨的运动性。维奥拉·弗雷蒙(Viola Frymann)实施的一项实验显示,当机体的所有韵律都被电脑分析显示出来,生理的韵律显示了颅骨结构的改变。苏瑟兰继续深入研究包裹在中枢神经系统周围的膜,以及存在于这些膜内的动态的液体,观察到脑脊液规律的脉动导致身体所有的组织有一个相对应的位置和功能的改变。苏瑟兰考虑到一个更深层的问题:是什么驱使脑脊液和身体组织的脉动?于是,他认为身体的所有结构都对应一个潜在的力量来驱使这些运动,并且开始认识到身体内的看不见的力量,称之为生命力,也是所有生理活动里生命的特殊工作方式。

颅骶疗法的生物动力学揭示了人类经历的核心方法,即生理机能和人体结构关系的能量动力。这些能量动力给生命的组成力量进行功能排序,颅骶疗法使用一个特定的术语来提及这种在生命过程的排序原理,称为生命呼吸(Breath of life)(图1-5)。

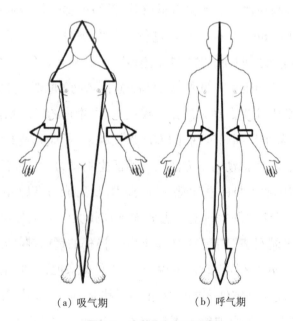

(a) 吸气期 　　　　　　　　(b) 呼气期

图1-5　人体"生命呼吸"

注:纵向箭头表示能量流动的方向,横向箭头表示躯体外旋和内旋的方向。

生命呼吸是人体的健康智慧,通过能量动力和组织力量起作用。生命呼吸在所有康复过程起核心作用,也通常在人体发展、成熟和个人成长中起重要作用。颅骶生物动力学不仅仅是一个治疗方法,还是一门完整的康复哲学,最终可促进健康艺术的发展。

第五节　颅骶疗法的作用

颅骶疗法是一种触诊的深层艺术,治疗师的感知觉随着这种精美艺术而发展,远远超过日常生活中大多数人所能意识到的水平。对于有经验的治疗师来说,解剖结构的细节在灵巧的双手之下变得清晰明了。受术者身体的历史、生命的资源及生活的故事,在与治疗师相联系的过程中变得生动起来。感知觉的这种性质让人们赞赏生命的神圣,不是作为一个想法、一种概念,而是作为一个直接的经历。从这个触及生命本质的经历中,人们开始理解机体的活力。

1. 颅骶疗法的治疗效果

对颅骶疗法治疗作用的认识与颅骶疗法的理论和技术同时发展,但错误的认识和理解引发了对该疗法的很大争议,其焦点在于有人认为头颅是一个闭合结构,认为该疗法缺乏理论基础,故颅骨运动的概念及外力的治疗性作用没有被广泛接受。尽管颅骨运动的机制仍属未知,但骨缝不对称、闭合受干扰、疼痛、肌筋膜紧张等均可通过触诊感知。颅骶技术操作的目的是改善骨缝的顺应性,缓解肌筋膜紧张,促进体液循环,平衡生理功能。艾莫·葛林(Elmer Green)赞赏那些在不同领域从事或钻研身心课题(Mind-body program)的专业人士,他们竭尽所能探索隐藏在手法背后的真相,面对批评者,保持理性和弹性,相信自己、不守教条,不断追求真相,并在认知领域里给真理预留空间。

以下列举颅骶疗法可起到的治疗作用:

① 消除疼痛(Diminish pain);

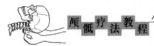

② 降低(软化)僵硬(Decrease stiffness)；

③ 消除肌肉痉挛(Diminish muscle spasm)；

④ 治疗椎间盘病变(Treat the intervertebral disc lesion)；

⑤ 矫正椎骨错位(Adjust the minor intervertebral derangement)；

⑥ 降低神经系统的紧张性(Lower the stress on the nerve system)；

⑦ 促进内脏器官平衡和谐(All organs and systems in proper balance with each other and in a state of harmony)；

⑧ 降低血压(Lowering blood pressure)；

⑨ 调配各器官获得适当的营养(Organs will gain the proper nutrition)；

⑩ 使神经获得营养(To furnish the nerve supply)；

⑪ 使身体恢复正常化学状态(Restoring normal body chemistry)。

在治疗过程中,治疗师和受术者形成特定的相互观照,他们之间信任关系、治疗关系的和谐及治疗环节的融洽,都会更进一步地影响治疗的效果。这就意味着当治疗师的经验和自信增加时,颅骶治疗课程的环节可以呈现出精彩纷呈的形式。

2. 颅骶疗法的基本观点

颅骶疗法通过触诊唤醒身体的潜能,运用身体自然的疗愈力量及智慧,重新调节身体的平衡。这是一种深入、柔和、自然而高效的方法,使身心融为一体,达到一个与宇宙同步振荡(Synchronous oscillation)的身心境地,这正是真正健康、幸福和长寿的源头。每一个人,无论过往背景如何,都可以学习和感受这份生命的律动,通过运用这个独一无二的有效体系,来疗愈他人或修复自身。

(1)人是一切生物中构造最完美的灵体

身体是一个功能性的整体,人所具有的一切智慧,是从自己的真诚、平静中淡定而生。

(2)人体的结构与功能相互关联

身体具有固有的自我保护和修复的能力,健康状况的调节是靠人体

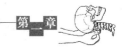

本身所具有的调节修复系统来完成的,而不是完全靠外部因素,外部因素只能起辅助和促进作用。

（3）身体具有自我监管机制

当正常的机制被打乱,疾病可能随之而来。大部分疾病现象是人体内部调正或清理身体垃圾时所表现出来的现象,是人体自动调节平衡所表现出来的状态,所以应该是一种生理性的修复过程与现象,因而不应过度地抑制这种修复过程与现象。

（4）体液的运动是维护健康所必需

体内循环的各种液体包括血液、淋巴液、脑脊液、房水、内耳淋巴液等,在流动过程中携带着各种物理的和化学的信息,并处于动态平衡状态。在控制身体的液体方面,神经是发挥调节作用的重要组成部分。免疫系统、内分泌系统、神经系统协调统一,共同调节机体功能状态。

（5）每一个人的身体都拥有自己独一无二的故事

倾听自己身体的故事,包括创伤、恐惧、孤独、欲望与喜悦,可以使人重新恢复健康、平衡,得到幸福。

按照斯蒂尔的观点,所有心灵的创伤、压力,不仅会保留在头脑中,也会记忆在机体的筋膜、肌肉等组织器官之中。通过对身体的触摸治疗,恢复身体正确的活动方法,可以释放出隐藏在体内的压力,身体体验到这一过程的愉悦后,就会逐渐带领心灵走出创伤,这就是为什么对身体进行治疗也会有安抚心灵的作用。

第六节　颅骶疗法的现状和应用前景

2002 年 4 月 6 日记者刘寿永在《中国医药报》上报道了当年 3 月 23—24 日在北京举行的"中美手法医疗学术报告会"上有关颅骶疗法的情况,当时颅骶疗法仍不为中国同行和民众所熟悉。美国尤普勒捷学院（Upledger Institute, UI）的专家罗兰博士（Dr. Rolan）的介绍和现场演示引

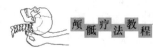

起了许多与会者的兴趣。时至今日十多年过去了,颅骶疗法作为补充与替代医学的一个重要分支,在美国受到越来越多的人的关注,得到政府和社会各界的支持,并逐渐推广到欧洲和世界其他国家及地区。在我国,港澳台地区对颅骶疗法的运用较多,内地运用相对较少,因此我们率先组织培训和研究,取得了较好的成效。为进一步研究和应用颅骶疗法,希望广大爱好者与同道积极参与,在全国范围内推广颅骶疗法,造福国人。

颅骶疗法是由整骨疗法发展而来。早期颅骶手法技术主要针对骨和关节病变及损伤的治疗,尤其是用于治疗头颅和脊柱的损伤和功能障碍,后来被用来解除肌筋膜紧张,在消除疼痛方面具有明显的治疗作用。美国尤普勒捷及其团队在前人实践的基础上注意到包裹在脑和脊髓表面的被膜,尤其是脑脊液的脉冲性流动对神经系统的影响,进一步发展了颅骶疗法的基础理论和手法技术,将颅骶疗法的应用推至更深入和更广阔的领域。在儿科,颅骶疗法在治疗因分娩引起的婴幼儿颅脑损伤及后遗症,以及小儿脑瘫、自闭症、学习障碍、多动症等方面都取得良好的疗效。在妇产科,颅骶疗法用于痛经、月经不调和盆腔炎等的治疗,轻柔的手法也用于孕期和产前、产后的护理。最近,美国癌症协会将颅骶疗法作为癌症患者的辅助治疗,在减轻疼痛和消除抑郁症等方面起到很好的作用。颅骶疗法在神经精神和心身疾病的预防和治疗方面也显示出卓著的疗效,可从躯体、心理和意识等不同层面介入,应用于心理治疗和神经精神康复领域。

颅骶疗法也可以与其他疗法结合使用,在国内尤其可以与中医针灸、推拿等治疗方法配合,有效地治疗疾病。李君等用颅骶疗法治疗慢性失眠,取得了较好的疗效。吴靖国等运用颅骶疗法治疗不同类型偏头痛,认为该疗法较擅长于疏肝理气、疏通经络、镇静脑海、减轻疼痛,尤其适用于肝阳上亢型和痰阻脑络型偏头痛。我们采用颅骶疗法配合康复技术治疗中风后偏瘫痉挛状态,结果显示具有明显的促进作用。对颅脑和脊柱损伤患者采用颅骶疗法治疗,分别于治疗前和治疗后用经络检测仪评价经络功能状态,治疗后患者的肝胆功能和胃肠功能均有改善,这表明颅骶疗

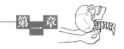

法通过调节经络系统的功能,对颅脑和脊柱损伤及其后遗症具有明显的改善作用。

颅骶技术可以唤醒身体的潜能,利用身体的自然修复能力及智慧,重新调节机体各部的平衡,这正是人体真正健康、平衡与长寿的源头。颅骶疗法通过引导技术使体内的波动变得平静、匀称和充满生机,心灵得到释放,精神得到升华,使人感到更加健康和幸福,提升自己对生命尊重与享受的能力。

颅骶疗法是一种非侵入性触诊技法,有相应的适应证,尤其以与头颅有关的病患最为有效。其可以在不激发患者防御反应的情况下进行检查和治疗,很好地反映机体内部的潜在状况,同时可以激发受术者本身的潜能。所以颅骶疗法的治疗方针是以治本为目标,能得到持久而稳固的治疗效果。我们借鉴经络检测的方法评价颅骶疗法的作用,用经络检测系统测定正常人群脏腑功能活动的盛衰,记录颅骶技术对脏腑和经络功能的调节作用,用以评价颅骶技术的治疗效果和作用方式。检测发现,颅骶疗法可以明显地改善脏腑和经络的功能状态,为较好地解释颅骶疗法的治疗机制提供了中医学基础。颅骶疗法调节人体中枢神经系统、内分泌系统和免疫系统的平衡,激发机体本身的潜能,具有醒脑开窍、通经活络、强身健体、延年益寿等功效;对人体体质变化、心理和精神状态、自主神经功能状态等提供量化数据,为病情和疗效观察提供参考依据。基于这个原因,我们在手法治疗领域注重中西结合,相互借鉴,推动国际交流活动,使各种手法治疗技术造福于人类。

在医疗实践中人们逐渐认识到:人体应该是一个从上到下、由里到外的统一体——整体,这个整体的组织结构和生理功能有非常密切的内在联系,在生理和病理的情况下有自身调节的能力,可以在不激发防御反应的情况下进行检查和治疗,同时可以诱导受术者自身的潜能。在长期的实践中,治疗师们积累了丰富的治疗经验,形成了相对完整的治疗观。其核心内容如下:

① 人体局部与整体相统一;

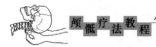
② 结构与功能相一致；

③ 身体具有内在的修复能力和潜力。

这些观点是在与西方对抗医学（Allopathic medicine，AM）治疗观的比较中形成的，与中医学的"天人合一""整体观"具有异曲同工之妙，彼此借鉴，可相互促进，共同发展。在这些观念的指导下，术者引导受术者参与其自身的治疗，激发患者自身的潜能，加强医患间的交流互动，充分发挥医患双方促进健康的积极性。颅骶疗法透过触诊，唤醒身体的潜能，运用身体自然的疗愈能力与智慧，重新调节平衡。

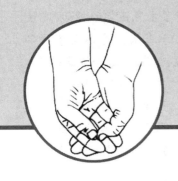

第二章

颅骶疗法的发展历程

从古到今,人类为牟取身体健康和社会进步,与疾病进行了既曲折漫长又艰苦卓绝的斗争,促使医疗技术一直在不断发展,从最初的膳食调理、天然药物应用、创伤疗愈等,到今天的器官移植、人造生物、基因工程等,高新技术的应用使医学发生了翻天覆地的变化。当人类正沉迷于现代医学的强大时,问题也随之而来,现实残酷无情地摧毁了主流医学的神话,现代医学已经遇到了自身难以解决的发展问题。正如加拿大麦吉尔大学医学院前院长亚伯拉罕·福克斯(Abraham Fuks)所说,"征服"这个概念(用于医学),为日常医学实践带来了许多军事性的比喻,将医学作为对抗疾病的"战斗",药物是"神奇的子弹"(Magic bullets)。医学"与疾病进行着战争",在"医生的命令"即"医嘱"(Doctor's orders)下,运用"治疗性医疗设备"和技术"对抗疾病"。医生将患者当作"战场"与疾病展开对抗,患者是被动的、无助的旁观者,这是现代主流医学致命的弱点。

一百多年前(1892 年),斯蒂尔(Still)从"医学的初衷"出发,在密苏里州(Missouri State)的科尔克斯维尔镇(Kirksville town)创建了美国第一所整骨疗法学院(American School of Osteopathy),到 1917 年斯蒂尔培养了 3 000 多名整骨医生(Osteopaths),继承他的整体医学理念,创立了一个新的治疗体系——整骨疗法(Osteopathic therapy),被认为是有别于传统医学的一个现代医学分支,为世界医学事业留下了宝贵的财富。颅骶疗法起源于美国,由整骨疗法演化而来,从整骨疗法、颅骨整骨疗法到颅骶疗法、颅骶生物动力学疗法,在过去的几十年里经历了长足的发展,其名称也在不断地改变,如颅骶疗法、颅骶治疗和颅骶流等。与整骨疗法相比,颅骶疗法经常使用更轻的压力,这就意味着更加没有侵入性,或者确实可以是完全没有侵入性。而且,颅骶疗法需要患者整个人的主动参与,包括身体、心理、精神。身体是治疗的途径和手段,医者和患者在自然环境下共同努力,帮助患者激活自身蕴含的疗愈潜能。为什么要从身体入手探究生命的知觉现象?颅骶疗法从个体现实的、简单的生活事实出发,身体不仅是连接外部自然物体和内心世界的中介和桥梁,同时也是构成内在精神世界(精神生命)时间—空间的基础材料。近三十年来,颅骶疗法在欧美国家十分流行,已为各国政府和大众社会所广泛接受,并形成行业协会加以保护并促进其发展。回顾颅骶疗法的起源与演化,总结学科发展的经验和教训,扬清涤浊、正本清源,有利于学科的进步与发展。

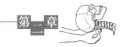

第一节　整骨医学原理

整骨医学(Osteopathic medicine，OM)是一门非传统的、强调整体性的现代医学分支。整骨医学将人作为身体、心理及精神的集合体,用特殊的手法进行治疗。早期,由于科学技术的限制,整骨医学认为各种类型的急性或慢性疾病均可在肌肉—骨骼器官上有所反映,强调肌肉—骨骼系统在健康与疾病发生发展中起核心作用,所采用的原理是对骨骼、肌肉和其他组织进行操作性治疗,并可解除血液循环和神经传导的阻滞或障碍,继而激发身体的自然疗愈能力。机体的节段性神经分布和各种模式的自适应机制都可以显示出哪些结构受到了影响,整骨疗法的思维方式为研究疾病形成的机制及其治疗途径提供了有趣的解释。

整骨医学是由美国医生安德鲁·泰勒·斯蒂尔(Andrew Taylor Still，1828—1917)在 19 世纪 90 年代创立的医学流派(图 2-1)。1894 年斯蒂尔首次提出人的身体犹如一部机器,只要机器的各部件功能正常,机器就会保持正常运转。斯蒂尔认为运动系统尤其是脊柱发挥核心作用,疾病和功能紊乱都伴有脊柱运动障碍。在此学说的基础上,他提出了以手法推拿的方法来诊治疾病。通过对肌肉与骨骼的按揉可以调整人体的机能,从而达到治病的目的。

目前,美国整骨医学学会(American Osteopathic Association，AOA)推广的整骨技术经典理论认为,整骨疗法作用于肌肉—骨骼系统,可以改变机体的体态—运动、呼吸—循环、代谢—免疫—内分泌、神经—平衡、行为—社会适应五个功能性环节,以疗愈创伤、预防和消除感染、改善营养状况、适应自然和社会环境(图 2-2)。

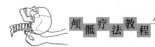

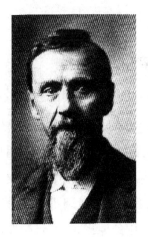

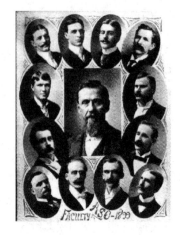

（a）斯蒂尔　　　　（b）美国整骨学院（American School of Osteopathy）
第一届全体教职人员

图2-1　斯蒂尔及其同事

资料来源：Anthony G. Chila. Foundations of Osteopathic Medicine. Third Edition. New York：Wolters Kluwer,2011.

整骨医学从肌肉—骨骼系统介入,作用于体态—运动、呼吸—循环、代谢—免疫—内分泌、神经—平衡、行为—社会适应五个基本的功能性环节,协调适应环境的压力。

肌肉—骨骼系统的评估和治疗作用不仅影响五个基本功能,而且最终影响人自身适应内部和外部压力的能力。

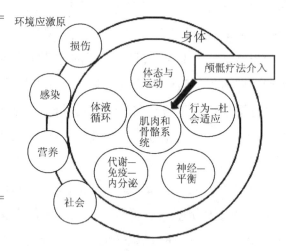

图2-2　整骨医学的基本原理

整骨医学的基本原理（Philosophy and Mechanical Principles）认为：

第一,身体是一个完整的机体。身体的某一部分出现病态,应该从整体上去对待和处理。

第二,身体是结构和功能相互联系和相互影响的统一体。也就是说,

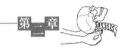

某一结构上的病变可导致功能的失调,以手法技术作为治疗手段,可以影响和帮助结构上的健全和康复。

第三,身体具有自我调节的潜能。手法技巧可促进身体自我恢复的能力,强调预防疾病的重要性。

第二节　斯蒂尔与美国整骨医学

在19世纪,美国的医生一般是通过学习医学著作而取得行医执照的。但是,斯蒂尔却是在父亲的门下当学徒而成为一名医生,并取得了密苏里州的行医执照。美国南北战争期间,斯蒂尔参加北军,当了一名外科医生。在战争中,他感受到患者对死亡的恐惧,厌恶无数的手术包括截肢。他反对传统医生时常做的放血、药物洗肠和使皮肤起泡的治疗方法。斯蒂尔立志要研究人体的结构和功能,寻找更好的方法治疗疾病。美国南北战争结束后,当时堪萨斯州发生了流行性脑膜炎,他目睹着自己的三个孩子相继死去,曾一度陷入绝望之中,憎恨药物的无能和毒性。当时,药物治疗的副作用竟然比疾病本身更加可怕,这是斯蒂尔下决心探索新的治疗方法的主要动机。斯蒂尔潜心观察、比较和试验,从骨骼系统入手重新认识人体,并通过实验了解骨骼之间的机械性关系,对肌肉、韧带、结缔组织、神经及血液循环进行研究。斯蒂尔最终发现,人体作为一部机器,是由骨骼和支持骨骼的肌肉与韧带所维系,正常工作的血液循环和神经系统是健康的根源。斯蒂尔认为人体存在维持健康的某种物质,如果给予适当刺激,可以治疗疾病。这种刺激可以配合对人体某些部位的肌肉与骨骼施压的方法来完成。斯蒂尔希望医学发展的方向重新回到自身的本源,即以人为中心,突出自然规律的作用,而"整骨疗法"充分表达了疾病或痛苦源自机体功能不全的观念。基于这一设想,他提出"人体各部位都是相关的,应该把人体当作一个整体"的理论,并根据希腊文中"骨骼的"(Osteo)与"病理的"(Pathic)两个字根,把这一新的治疗方法称

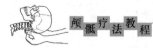

作疗骨术（Osteopathy），此后以疗骨术为基础发展成为现代医学中的整骨医学。

在斯蒂尔探索医学真理的过程中，受到来自两种截然不同的方法的影响——精神治疗师（Spiritual healers）和整骨医师（Bone setters）。精神治疗师是一些信奉宗教的人，他们用手"倾听"机体组织的变化，并通过自己的手把能量聚集到患处，任由"生命气息"发挥治疗作用。整骨医师通过推拿术纠正骨骼和肌筋膜的功能紊乱，也获得同样的效果。斯蒂尔成功地将两种方法结合起来，通过精确的解剖知识和敏锐的触感技巧，结合对机体自愈力的坚定信念和乐于助人的意愿，使他成为一名杰出的治疗师。斯蒂尔整骨疗法的一个显著特点是将生物力学与生物动力学进行整合，在掌握解剖学和生理学知识的基础上，将轻柔的手法技术应用于整个人体，代表了整骨疗法生物力学的发展方向。但是，生物动力学的治疗师们将重点放在自己的触感系统和人体的自愈力方面，代表了整骨疗法的能量疗法发展方向。

整骨医学的合法化和整骨医学教育的兴起经历了艰难而漫长的岁月，密苏里州成为整骨医学的实验场，斯蒂尔医治了大量的传统西方医学未能治好的患者，从而使斯蒂尔的名声大振，求医者络绎不绝，以至使斯蒂尔达到难以应付的地步。为此，斯蒂尔认为，要使整骨医学造福于人类，此前那种带徒式的培训方式已很难培养合格的整骨医生。因此，整骨医学教育应运而生。

第三节　整骨医学教育

正如斯蒂尔在著作《整骨疗法的哲学和机制性原理》（*The Philosophy and Mechanical Principles of Osteopathy*）的开篇所说："（有人问）你教这一发现（指整骨疗法）多久了？在回答这个问题时，我会说：'在 1855 年 4 月，我开始给我的信仰更多的理由，就如我确信人类、世界和上帝那样

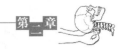

真实'。"(In answer to the question："How long have you been teaching this discovery?" I will say：I began to give reasons for my faith in the laws of life as given to men, worlds, and beings by the God of Nature, in April, 1855.)

　　1892 年斯蒂尔在密苏里州的科尔克斯维尔镇(Kirksville town)创办了全美第一所整骨学校——美国整骨学院,也就是今天的科尔克斯维尔整骨医学院,毕业的学生都将授予整骨医师证书。斯蒂尔坚持认为整骨医学不同于传统的西方医学。整骨医学作为一个独立的专业,对它的认可在各州范围内分别进行。虽然密苏里州是整骨医学的发源地,但在1896 年第一个对整骨医学做出正式认可的是佛蒙特州,而密苏里州则在1897 年才做出认可的决定。此后,其他各州也陆续从法律上认可整骨医学的法律地位。到 1924 年年底,全美已有 38 个州通过法律对整骨医学的合法性做出了认可,直到 1973 年密西西比州最终也批准了向整骨医师颁发执照的决定。至此,美国 50 个州均对整骨医学的合法性做出了认可。随着整骨医学专业地位的确认,整骨医学教育也逐步走上了正规化、规范化的道路。据统计,目前经美国整骨医学教育联合会立案认可的,包括密歇根州立大学整骨医学院在内的整骨医学院近 30 所,在校学生超过10 000 人。由此可见,整骨医学院已成为美国培养初级保健医生的基地(表 2-1)。整骨医学不仅是针对某一疾病与症状做治疗,而且是针对整个身体做调整,并且注重预防性医疗。整骨医学不仅有广阔的市场,而且有充足的生源,这是整骨医学教育经久不衰的主要原因。

表 2-1　截止到 2009 年 10 月美国整骨医学协会注册的整骨医学院

年份	确定的名称和位置	城市,州	类型
1892	A. T. Still University of Health Sciences/Kirksville College of Osteopathic Medicine(ATSU/KCOM)；A. T. Still University, School of Osteopathic Medicine in Arizona(ATSU-SOMA),founded in 2008	Kirksville,MO Mesa,AZ	Private
1898	Des Moines University-College of Osteopathic Medicine(DMU-COM)	Des Moines,IA	Private

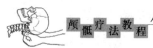

续表

年份	确定的名称和位置	城市,州	类型
1899	Philadelphia College of Osteopathic Medicine(PCOM); Philadelphia College of Osteopathic Medicine (Georgia-PCOM),founded in 2004	Philadelphia,PA; Suwanee,GA	Private
1900	Midwestern University/Chicago College of Osteopathic Medicine of(MWU/CCOM); Midwestern University/Arizona College of Osteopathic Medicine of(MWU/AzCOM),founded in 1995	Downers Grove,IL Glendale,AZ	Private
1916	Kansas City University of Medicine and Biosciences-College of Osteopathic Medicine(KCUMB-COM)	Kansas City,MO	Private
1966	University of North Texas Health Science Center at Fort Worth, Texas College of Osteopathic Medicine(UNTHSC)	Ft Worth,TX	Public
1969	Michigan State University College of Osteopathic Medicine(MSUCOM)	East Lansing,MI	Public
1970	Oklahoma State University Center for Health Sciences College of Osteopathic Medicine(OSU-COM)	Tulsa,OK	Public
1974	West Virginia School of Osteopathic Medicine(WVSOM)	Lewisburg,WV	Public
1975	Ohio University College of Osteopathic Medicine (OU-COM)	Athens,OH	Public
1976	University of New England, College of Osteopathic Medicine(UNE/COM)	Biddeford,ME	Private
1976	University of Medicine and Dentistry of New Jersey, School of Osteopathic Medicine(UMDNJ-SOM)	Stratford,NJ	Public
1977	Western University of Health Sciences,College of Osteopathic Medicine of the Pacific(COMP)	Pomona,CA	Private
1977	New York College of Osteopathic Medicine(NYCOM),of the New York Institute of Technology	Old Westbury, Long Island,NY	Private
1979	Nova Southeastern University College of Osteopathic Medicine(NSU-COM)	Fort Lauderdale, FL	Private
1992	Lake Erie College of Osteopathic Medicine(LECOM); Lake Erie College of Osteopathic Medicine-Bradenton (LECOM-Bradenton),founded in 2003	Erie,PA Bradenton,FL	Private
1996	Touro University College of Osteopathic Medicine (TUCOM) Touro University College of Osteopathic Medicine-Nevada (TUCOM-NV),founded in 2003	Mare Island, Vallejo,CA; Las Vegas,NV	Private
1997	Pikeville College School of Osteopathic Medicine(PCSOM)	Pikeville,KY	Private
2000	Edward Via Virginia College of Osteopathic Medicine (VCOM)	Blacksburg,VA	Private

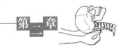

续表

年份	确定的名称和位置	城市,州	类型
2006	Lincoln Memorial University DeBusk College of Osteopathic Medicine(LMU-DCOM)*	Harrogate,TN	Private
2007	Rocky Vista University College of Osteopathic Medicine(RVUCOM)*	Parker,CO	Private
2007	Pacific Northwest University of Health Sciences College of Osteopathic Medicine(PNWU-COM)*	Yakima,WA	Private
2008	Touro College of Osteopathic Medicine(TouroCOM)*	New York,NY	Private
2009	William Carey University College of Osteopathic Medicine(WCU-COM)*	Hattiesburg,MS	Private

注：* 表示直到该大学的第一届学生毕业才结束临时认可(Provisional accreditation until the college graduates its first class)。

资料来源：Anthony G. Chila. Foundations of Osteopathic Medicine. Third Edition. New York：Wolters Kluwer, 2011：39.

2010 年世界卫生组织(World Health Organization，WHO)正式将整骨医学纳入现代医疗体系,颁发了《整骨医师规范化培训手册》(*Benchmarks for training in traditional/complementary and alternative medicine：benchmarks for training in osteopathy*),明确规定了具体的训练项目、时间和要求,由此搭建了整骨医师技术培训的国际化平台。

在 21 世纪,整骨医生的教育和传统的西医教育是相同的,先是四年大学本科教育,紧接着是临床实习和至少两年的住院医师培训。尽管沿袭了安德鲁·泰勒·斯蒂尔的整骨手法,但他们同样会运用传统西医的诊疗方法,整骨医师几乎可以在所有医疗范围内工作。整骨医疗常被应用于家庭医疗、运动医学、急诊,但很少用于皮肤科、外科及其他手法治疗受限的专科。

第四节　整骨医学的现状

现代医学是在西方工业革命后开始形成的。拉·梅特里(Julien Offroy de La Mettrie)的《人是机器》(*L'Homme Machine*)一书是机械论医

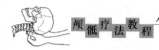
学模式的代表著作,其推动了以应用物理和化学的方法认识生命、健康和疾病的过程,论证了精神对物质的依赖关系。梅特里根据大量医学、解剖学和生理学的科学材料,证明人的心灵状况决定于人的机体状况,特别着重证明思维是大脑的机能和道德源于机体的自我保存的要求。斯蒂尔明显受到当时思潮的影响,提出人的身体犹如一部机器,只要机器的各部件功能正常,机器就会保持正常运转。在此学说的基础上,以肌肉与骨骼系统为核心部分,以手法按揉的方法调整人体的机能,从而达到疗病除疾的目的。

最初的整骨疗法模式是一种简单的、约定俗成的自然习惯和格式;经验丰富的熟练者身教示范,生疏者跟着学习,刚开始形成的格式不完全稳定,常要进行修改和补充;随着时间的推移,整骨疗法模式逐渐完善、稳定和定型,提出系统化的学说,形成高度概括的概念,产生模式化理论。整骨医学理念强调以下原则:

① 人是一个动态的功能单位;

② 机体具有固有的自愈调节机制;

③ 结构和功能在各种水平层级都是相关的;

④ 合理的治疗基于以上这些原则。

整骨医学通过生物力学、呼吸和循环功能、神经调节、能量代谢、行为适应五个基本的功能性环节,转化为整骨医学的五种介入模式,调适身心健康,医治疾病和创伤(表2-2)。

表2-2　整骨疗法五种作用模式相关的解剖结构和生理功能

模式	解剖学相关性	生理功能
生物力学	脊柱、四肢、躯干肌	体态与运动
呼吸—循环	胸廓入口、膈肌、盆底	物质运输;新陈代谢
能量代谢	内脏器官、内分泌腺	能量代谢;炎症修复;生殖繁衍
神经调节	感官、脑和脊髓、周围神经	调控生理机能;警觉与保护
行为适应	脑	心理活动;社会适应

基于个人的观察、实验、事实性知识的应用和推理,整骨医学治疗师

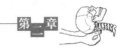

们逐步认识到在生物进化过程中环境与有机体的相互依赖关系,包括疾病起源、保健康复、健康促进的途径和模式,深入探讨结构与功能的相互依存的关系,区分原因和结果的重要性,强调有机体及其配件的统一性（表2-3）。

表2-3　整骨疗法与五种模式相关的作用

模式	健康	疾病	保健康复
生物力学	整个肌肉骨骼系统有效的姿势和运动	躯体功能障碍,低效的姿势,关节运动限制或过度活动性,不稳定	整骨疗法触诊诊断和整骨疗法技术作用于全身以缓解躯体功能障碍、恢复正常运动和功能
呼吸—循环	有效的动脉供应、静脉和淋巴引流,细胞有效的呼吸	血管损害、水肿、组织充血,低效的气体交换	消除呼吸和循环的功能障碍、减轻充血和水肿、改善静脉和淋巴引流
神经调节	有效的感官处理、神经网络集成和控制、自主神经平衡、中枢和外周神经功能协调	异常感觉、自主神经功能失衡、中枢和外周致敏/功能失调,疼痛综合征	恢复正常的感觉、神经传导和控制,减轻疼痛
能量代谢	有效的细胞代谢过程、能量消耗和交换、内分泌和免疫调节和控制	能量损失、疲劳、无效的代谢过程、有毒废物堆积、炎症、感染、伤口愈合不良、营养不良、药物不良反应,内分泌功能失调	恢复有效的代谢过程和生物功能,减轻炎症、感染,恢复愈合和修复功能,恢复内分泌调控
行为适应	积极的心理、情感和精神功能,健康的生活方式的选择,良好的社会支持系统	吸毒导致的无效功能、环境化学暴露或创伤、不良生活方式（如运动、饮食）,无法适应压力和环境挑战	评估和治疗整个身体,包括心理、社会、文化、行为和精神方面,协同合作,个性化的健康生活方式的选择,患者护理和自我责任

　　随着21世纪的到来,新时代要求医学院要将自己的目标同社会需求联系起来。目前,美国共有执业整骨医师50 000名以上,约占全美医生总数的6%和军医人数的20%,其中60%为家庭医生、内科医生和儿科医生,估计每年就诊的人数将超过1亿。目前,除美国外,整骨医学在英国、

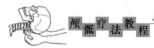

加拿大、法国,尤其在英语系国家已成为卫生保健系统的一部分。整骨疗法是一套可以对全身各系统、部位进行调整的完整技术,其适用范围非常广泛,包括肌肉、筋膜、内脏、脊柱、头颅、静脉、淋巴等,操作方便,疗效可靠,男女兼治,老少咸宜。整骨医学形成了丰富的学科分支(图2-3)。

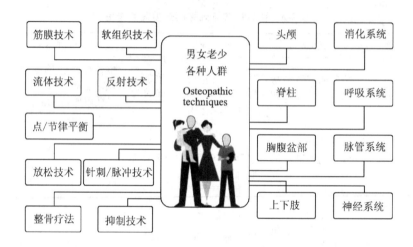

图2-3　整骨疗法的应用范围及学科分支

整骨疗法的应用范围及学科分支:
① 整骨疗法(Osteopathy);
② 整脊技术(Chiropractic technique)或脊骨神经疗法(Chiropractic therapy);
③ 肌筋膜放松疗法(Myofascial release therapy);
④ 肌肉能量疗法(Muscle energy techniques);
⑤ 静脉淋巴回流疗法(Venolymphatic drainage therapy);
⑥ 内脏整骨疗法(Visceral osteopathy);
⑦ 儿童颅骨整骨疗法(Cranial osteopathy of children);
⑧ 妇产科整骨疗法(Obstetrics and gynecology osteopathy);
⑨ 颅骨整骨疗法(Cranial osteopathy);
⑩ 颅骶疗法(Craniosacral therapy);
⑪ 颅骶生物动力学疗法(Craniosacral biodynamic therapy)。

　　整骨医学(Osteopathic medicine)是现代医学的一个分支。在美国,整骨医师(D.O.S)和传统意义上的西医医师(M.D.S)的地位是同等的,都是政府认可的执业医师。在美国50个州中,整骨医师都有处方权,也都可以从事手术治疗。也就是说,在美国有两种医师,一种就是传统意义上的开西药和动手术的西医医师,另外一种就是整骨医师。在全世界已有65个国家的政府认可整骨医师的合法地位。

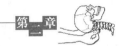

第五节　颅骶疗法的起源和发展

　　颅骶疗法是一种来源于整骨疗法的特殊的医疗实践。以斯蒂尔发明的整骨疗法为基础,苏瑟兰发展了专门针对颅骨的整骨疗法技术,尤普勒捷将其发扬光大,创立了颅骶疗法。近三十多年来,整骨医学进入了新的历史发展时期。

　　1. 苏瑟兰的遗产对新千年的贡献

　　威廉·乔纳·苏瑟兰(William Garner Sutherland,1873—1954)生于美国威斯康星州(Wisconsin State),少年时是一个好奇心重和有自己独到见解的孩子,他对各种事物运行的机制十分有兴趣。苏瑟兰也是一个极有天赋的医生,享有"颅骶疗法之父"的称誉(图2-4)。1898年,25岁的苏瑟兰参加了美国整骨学院(American School of Osteopathy)整骨疗法课程的学习,成为斯蒂尔的学生。学习过程中,他

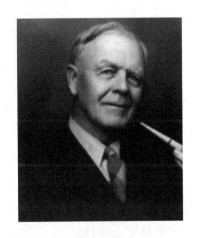

图2-4　威廉·乔纳·苏瑟兰

被身体的结构与功能之间的奇妙关系深深地吸引着。有一次,当他看着一个被解构了的头颅时,他发现头颅两侧的颞骨(Temporal bone)好像和上方的顶骨(Parietal bone)形成一个可上下滑动的关节。苏瑟兰便请教他的老师斯蒂尔:"头颅上的各块骨是否如关节般可以运动?",斯蒂尔回答说(根据结构与功能匹配的原理):"这些骨头必须可以互相运动。"苏瑟兰察觉到如果头颅上的各块骨可以活动,任何骨与骨之间的阻碍都会影响到健康,并最终导致疾病。而后,苏瑟兰开始利用斯蒂尔的理论来研究颅骨的活动,并在自己身上做各种试验。经过多年的不断尝试和失败,他终于获得了灵感和足够的信心,将这些方法应用在患者身上。苏瑟兰

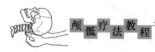

医生进行了许多年的精细解剖学和临床研究,提出和发展了颅壳(Cranial bowl)结构的生物力学概念,最终将他的发现教给了其他的整骨医生。

苏瑟兰对头骨中的蝶骨特别感兴趣,在检查蝶骨斜面时,好像有什么灵感突然闪过脑子,接着那崭新而不寻常的想法突然闯进了他的脑海。他更加密切地关注在蝶骨和相邻骨之间的颅缝,他发现这些颅骨的接合处,就像鱼的鳃生来就是要呼吸一样,为身体的运行不停地呼吸着,于是提出了颅骨的"鱼鳃呼吸运动"(Beveled like the gills of a fish)理论模型。在20世纪30年代早期,苏瑟兰用假名将这些研究在"明尼苏达整骨医学杂志"(*Minnesota Osteopathic Journal*)上发表了第一篇论文,并发展出一套有关颅骨的检查与治疗方法,即所谓的"颅骨按摩法"(Cranial massage,CM)。用颅骨按摩法对患者进行治疗,病症得到了改善。于是,苏瑟兰组织了一个小的团队继续深入研究,但一般人对这个领域的了解很少,认为他的研究是神奇且神秘的。为了证明头颅中骨与骨之间并非当时医学界所认为的是完全融合在一起的,而是颅骨中的每一块骨在人的一生中一直都在运动,苏瑟兰设计了一种头盔并用螺丝来调节头颅各骨之间的松紧度,并让他的夫人记录这种调节与自己在生理和情绪上的反应,找出那种用以解除骨缝之间病理约束的方法。苏瑟兰用这种方法治疗了许多患者,然后正式创建了头颅整骨疗法(Cranial osteopathy,COP)。

直到20世纪30年代中期,苏瑟兰发现颅骨自身有一种十分轻微但有规律的活动。有很多人批评苏瑟兰的发现及见解,但卓越的临床治疗效果仍不断推动他继续研究。直到20世纪40年代,苏瑟兰开始在治疗中利用更轻柔、更细腻的手法,使治疗效果伸延到中枢神经系统及头颅和骶骨间的筋膜结构。苏瑟兰的颅骨整骨疗法吸引了一大群学生从事颅骨整骨疗法的医疗研究活动。

1954年,81岁的苏瑟兰结束了自己的一生,并留下了坚实的颅骨整骨基础让后人继续在这个领域探索。维奥拉·弗莱芒(Viola Frymann)、埃德娜·艾莱(Edna Lay)、霍华德·利平科特(Howard Lippincott)、安妮·威尔士(Anne Wales)、切斯特·亨迪(Chester Handy)、罗林·贝克尔

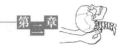

（Rollin Becker）等，都是世界有名的颅骨整骨疗法治疗师。

颅骨整骨疗法的概念由苏瑟兰创立，用于颅骨触诊及治疗许多不同类型的功能异常，也是颅骶疗法和许多其他疗愈技术规则的基础。苏瑟兰的理论使现代整骨疗法得到发展和完善，如"主呼吸机制与脑颅和面颅缝运动现象是生命的固有的特性""蝶枕软骨结合（枕部基底和蝶骨体之间的连接）是支持颅骶疗法概念的支柱"。苏瑟兰颅骶模式（Craniosacral model）在新千年中为目前相关的科学研究提供了应用的可能性。

2. 尤普勒捷时代

20世纪70年代，另一位美国医生约翰·尤普勒捷（John E. Upledger, 1932—2012）在参与一次手术的过程中，协助稳定脊髓周围的膜状结构，让主持手术的医师将钙沉淀物顺利移除时意外发现这些膜状结构以每分钟8次的速度脉动，这与心跳和呼吸的速度皆不相符，虽然不知道这个现象的意义，但液体的确以某种规则的节律流经颅骶系统。几年后，尤普勒捷参加一个与颅骨按摩法有关的研讨会，研讨会上介绍颅骨并不像在大体解剖中看到的那样固定不动，而是会呼吸的，无时无刻不在运动。尤普勒捷将过去的经验和这个观念联系了起来，称之为颅骶节律性脉冲（Craniosacral rhythmic impulse，CRI）。然而，有关这方面知识的缺乏促使他继续发展颅骶触诊技巧，并尝试用不同的方式来验证和应用这个节律。与苏瑟兰极为重视颅骨运动有所不同，尤普勒捷比较重视膜状构造的功能。他将苏瑟兰的颅骨运动理论和硬脊膜运动节律结合，大胆地推测颅骶系统的运动与脑脊液的循环有关，可以用身体内的一种静态液体压力模型（Pressurestant model）理论来解释。为了证实这一设想，1975年他以医学研究者和生物力学教授的身份，在密歇根大学整骨医学院（Osteopathic College of Michigan University）带领一批由解剖学家、生理学家、生物化学家、生物学家、物理学家、生物工程学者等组成的小组，对颅骶系统进行论证，证明了这个系统的运动和功能。研究显示，轻微接触刺激可有效地用于探测和调节大脑、脊髓的功能及消除障碍。这是一个令人振奋的时代，在接下来的8年中，这个成员来自各个不同领域的团队均对这个疗法的

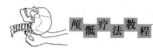

潜力与未来的应用前景持乐观态度。除了颅骨之外,他们想更进一步了解脑脊液和膜状构造的功能及在治疗方面的作用,这就是颅骶疗法(Craniosacral therapy, CST)。

尤普勒捷因为他对颅骶触诊的进一步研究而知名,他领导的研究团队的工作对于当代的颅骶触诊的实践有着巨大的贡献。科研团队第一个确认了在颅骨的缝之间存在着连接的纤维组织、血管及神经,为"颅骨在成年人体内不是固定不动的"观点提供了形态学证据。

1985 年,尤普勒捷教授将其发扬光大,开设了集医疗、科研、教学为一体的尤普勒捷学院(Upledger Institute, UI),在美国开展了大量相关的科研、医疗和培训工作,在世界各地开设了许多分支机构,到 2012 年累计培训了 6 万多名治疗师和教学人员。非常遗憾的是,这位颅骶疗法的创立者于 2012 年 10 月与世长辞了。

2003 年尤普勒捷在"今日按摩"(*Massage Today*)杂志上发表了"颅骶疗法与科学研究"的论文,介绍了他从事颅骶疗法研究的心路历程,并用翔实的医学事实回应了那些企图否定颅骶疗法的不同声音。现在,UI 由其儿子(John M. Upledger)接管,继续尤普勒捷的不朽事业(图 2-5)。

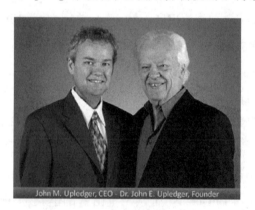

John M. Upledger, CEO - Dr. John E. Upledger, Founder

图 2-5　约翰·尤普勒捷及其儿子

资料来源:尤普勒捷学院网站——"Who We Are?"。

3. 整骨医学的新纪元

整骨医学不仅在美国得到发扬光大,而且苏瑟兰的学生将其在英、

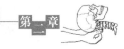

德、法等欧洲国家广为传播,因此整骨医学理念进入了一个新的发展纪元。苏瑟兰创立颅骨整骨疗法的初衷是为了给更多的各科医生教授颅骨整骨治疗方面的工作,但当许多整骨疗法治疗师说到他们是颅骨整骨医生时,都会特别地指出自己在专业领域里的实践与他人的区别,一些治疗师由于他们在这个领域里持续的研究而得到认可。值得一提的是,罗林·贝克尔(Rollin Becker)和罗伯特·富尔福德(Robert Fulford)在颅骨整骨医学技术方面都做出了不可磨灭的贡献。

贝克尔在20世纪60年代发表了一系列关于触诊的文章,在颅骨整骨医学的技术和哲理方面都提供了深入的见解。这些文章现在都被重新收入了他的著作《生命的运动》(*Life in Motion*)一书里。在这些文章里,贝克尔引用了一个词——生物动力学能量(Biodynamic potency),这是一个当代用来说明颅骶生物动力学的技术术语。贝克尔提供了大量有效的改良方法,直到今天仍然持续地影响颅骶治疗技术的研究。

富尔福德的学生们非常赏识他们的老师在疗愈技术方面的观点。安得烈·韦尔(Andrew Weil)的著作《自然疗愈》(*Spontaneous Healing*)是最畅销的疗愈书之一,其中记录了富尔福德对身体工作所做的不可磨灭的贡献。韦尔描述了他作为患者与富尔福德医生的一次不愉快的会面,结果是他对整骨疗法留下了深刻的印象,激起韦尔对研究颅骶疗法和学习基础技术的兴趣,以致来到富尔福德身边当学徒。通过刻苦练习及富尔福德老师的指导,韦尔感受到生命基本的脉动和脑脊液的波动,感受到这些动态变化在人的身体里建立的各种联系。

同时,一些起源于颅骨整骨疗法的技术也被带入各自的领域,被其他类似的疗愈方面的专业人员推广应用。将这些技术推广给其他执业医生的最有成效的支持者就是尤普勒捷。其创立的尤普勒捷学院,给那些医疗卫生从业人员创造训练程序,开始主要定向于给内科医师和职业治疗医师培训,随着受众的增加,逐步扩展到许多其他专业人士,包括按摩师、脊髓指压治疗师、外科医生、心理治疗师及来自其他领域的执业医师。尤普勒捷的研究是非常重要的,因为它扩大了大众对于颅骶治疗的认知。

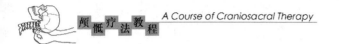

这就意味着当他们学习颅骶治疗时，更多的人熟悉这个术语并有动力去寻找颅骶疗法。

休·米尔恩（Hugh Milne）是苏瑟兰的第三代整骨医生，他的研究工作在整骨医学和其他医疗行业专业人员之间架起了一座桥梁。由于他在世界上许多国家实施了扩大的训练课程，所以有许多人和米尔恩一起研究颅骶治疗方面的工作。米尔恩是《聆听心脏》（*The Heart of Listening*）一书的作者，他认为颅骶治疗工作是一种有远见的方法。米尔恩调查了颅骶疗法跨文化的传播，强调了相似的训练在大多数文化里都发生过，除了存在于整骨医学的文本里，也确实存在于西方的文化里。

颅骶生物动力学方法是富兰克林·斯蒂尔斯（Franklyn Stills）发明的。斯蒂尔斯在英格兰的整骨医学院学习，对苏瑟兰的颅骨概念非常感兴趣，接受整骨医学颅骶治疗工作的训练，并在能量医学领域积累了自己的经验。他开始研究苏瑟兰的思想并继续这个领域的发展，他发现许多颅骨概念和原则与他早期的训练相一致，于是提出了一个统一性的原则，证明了疗愈工作的必要性。颅骶生物动力学是颅骶治疗的另一种独特方法，其定义的基本特点是强调了机体内在的生命潜力。机体结构、组织动态、膜性张力，以及颅骨的运动都一起协同合作，伴随着脑脊液和其他体液的流动，所有这些作用都伴随着生命的能量。治疗师顺应生命、顺应组织原则和潜力，帮助患者了解自己与生命关系的核心意识。这是一种生命的感知，是一种与生命动态的关系，以及关于生命本质的鉴赏。

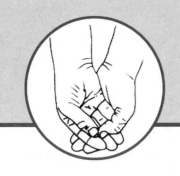

第三章 |

颅骶生理运动

颅骶脉冲运动是个体与生俱来的"全身因颅骶系统活动所产生的规律性运动"。这不仅是一种"非随意和无意识的"生理运动,而且是一种持续的、规则的、充满活力的生命活动。其运作机制可能与"特劳贝-赫林振荡现象(Traube-Herring oscillation phenomenon)"有关,这是人体一种已被观察到但尚未能做出解释的现象。颅骨的收缩与伸展以适应脑脊液的滤出和被吸收所引起的类似脉冲样的运动,随着颅腔内压力的增大与减小,脑脊液从脑的一个部位流向另一个部位,使包绕其周围的骨骼也随之做出收缩运动[屈曲(Flexion or systole)]与伸展运动[舒张(Extension or diastole)]。颅骨间的运动与脑脊液的节律性波动模式,形成颅骶脉冲式运动。这是一种不同于心脏搏动或肺呼吸而独立存在的人体节律运动。颅骶脉冲运动的频率、振幅和对称性等品质特征是反映人体生理功能的第三种节律。

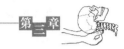

第一节　颅骶节律的时相

颅骶生理运动又称颅骶节律（Craniosacral rhythm），正常颅骶节律的一个周期包含两个时相：收缩期和伸展期。从中立位（Neutral zone）开始逐渐收缩（1～2s），达到最小点（Extreme flexion）时停顿一下（1s），然后逐渐扩张，越过中立位到达最大点（Extreme extension）（2～4s），停顿一下（1s）后返回中立位（1～2s），共持续5～10s，每分钟6～12次（图3-1）。无论是在直立位、坐位或卧位时，操作者都可以触摸到自己或他人独特的节律，感受到这种细微运动深刻的生命内涵。经过一段时间的练习后，操作者更可以随心所欲地感受这种细微的生理节律。从诊断和治疗的角度来看，影响颅骨运动的因素有以下四个方面：

① 每块颅骨的灵活性；

② 骨缝的黏弹性；

③ （附着）硬膜的交互性张力；

④ 颅外筋膜、肌、肌腱和韧带的张力。

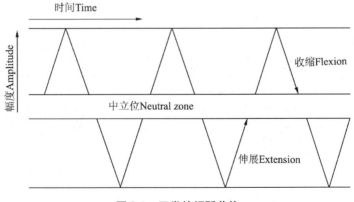

正常节律的一个周期包含两个时相：
收缩期：中立位→收缩→停顿→返回中立位；
伸展期：中立位→伸展→停顿→返回中立位。

图3-1　正常的颅骶节律

操作者希望能从触诊过程中"量化"地评价颅骶节律，感受节律的速率、振幅、对称性等品质特征，包括：① 驱动颅骶运动的内能的大小；

② 肢体两侧颅骶节律的对称性；③ 颅骶节律活动的范围或幅度；④ 是否存在抵抗、凝滞或障碍。

正常情况下成人颅骶系统的脉冲频率比较稳定，在头部和身体其他部位可触摸到 6～12 次/min 的频率。在病理状态下，颅骶脉动的速率可能少于 6 次或多于 12 次。在脑损伤、缺氧及昏迷患者可听到异常的低频率，在发热、急性疾病、多动症等患者可听到异常的高频率。颅骶系统的律动可用以评估（诊断）和修正（治疗）人体中轴系统的失衡和约束，治疗机体的多种疾病和创伤，或解除情感和心理的困扰。

异常节律是在中立位附近有阻滞感，或振幅、频率异常，或两侧不对称等（图 3-2）。这时，虽然驱动生理活动的内能仍在，但浅、深筋膜系统活动会受限（Restriction）或产生抵抗，其原因可能与炎症、粘连、功能障碍或神经反射异常等有关。人体呈现左、右两侧对称的姿态，只要比较两侧相对应位置的脉动是否对称，就可以找出脉动失常的部位和原因，如骨骼—肌筋膜系统的损伤、炎症、粘连、疤痕等病理因素。

异常节律是在中立位附近有阻滞感，或振幅、频率异常，或两侧不对称等。

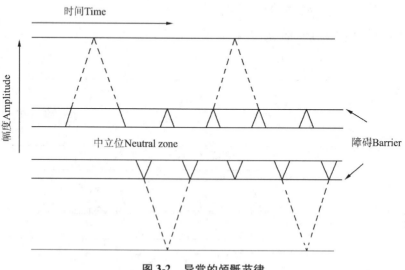

图 3-2　异常的颅骶节律

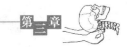

第二节 头部节律运动

颅底的运动中心出现在蝶骨体与枕骨基底部结合处（Sphenobasilar synchondrosis，SBS），收缩与伸展运动围绕额状轴旋转。收缩运动时，SBS向上微凸，增加两骨间的弯曲度，形成向下开放的角度。伸展运动时，SBS向下微凸，两骨间的缝隙增宽。单块的颅骨随蝶骨运动而波动，成对的颅骨在收缩时向外侧旋转、伸展时向内侧旋转。在一个节律中，单颅骨头尾端收缩或伸展，与成对颅骨外旋或内旋同步发生，形成头颅的整体节律运动。所以，在收缩过程中，颅的前后径和侧面缩短，横径加宽；在伸展过程中，颅的前后径和侧面伸长，横径变窄（图3-3）。

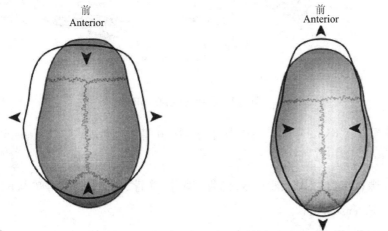

（a）吸气期（Cranial inhalation phase）或收缩期　（b）呼气期（Cranial exhalation phase）或伸展期

图3-3　颅骨的运动

苏瑟兰将观察到的整体节律运动称为"生命的呼吸"，并分为吸气期（Inhalation）和呼气期（Exhalation）两个时相。吸气期相当于颅骶节律的收缩期（Flexion）（图3-4）：

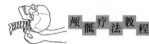
① 蝶枕结合(SBS)向上移,枕骨、蝶骨、筛骨、犁骨、额骨等单块的颅骨收缩(Flexion);

② 顶骨、颞骨、上颌骨、腭骨、颧骨等成双的颅骨外旋;

③ 颅的前后径变小,横径增大,颅顶降低;

④ 骶骨收缩,底向后、向下运动,尖向前、向上运动。

> 屈曲运动时该处向上微凸,增加两骨间的弯曲度,形成向下开放的角度。

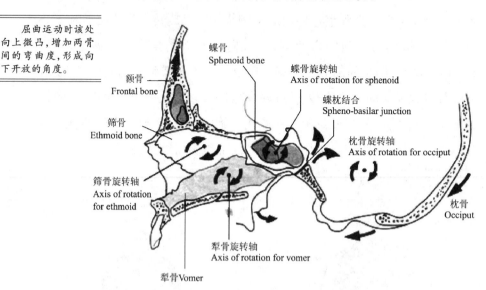

图 3-4　收缩期(屈曲)SBS上升

呼气期(Exhalation),相当于颅骶节律的伸展期(Extension)(图 3-5):

① 蝶枕结合(SBS)向下移,枕骨、蝶骨、筛骨、犁骨、额骨等单块的颅骨扩张(Extension);

② 顶骨、颞骨、上颌骨、腭骨、颧骨等成双的颅骨内旋;

③ 颅的前后径增大,横径变小,颅顶升高;

④ 骶骨扩张,底向前、向上运动,尖向后、向下运动。

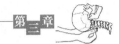

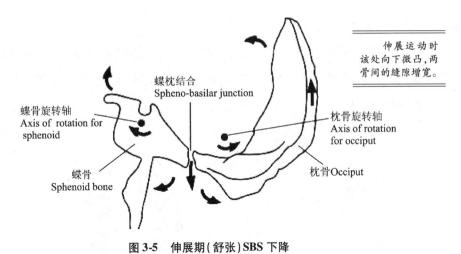

伸展运动时该处向下微凸，两骨间的缝隙增宽。

图 3-5　伸展期(舒张)SBS 下降

第三节　整体节律运动

1. 收缩期

从整体观察,收缩(屈曲,Flexion)时,头部前后径变短、左右径(枕部)变宽,躯干沿纵轴向腹侧屈曲,横向结构外旋,骶骨尖和尾骨向前,四肢外旋(图 3-6)。

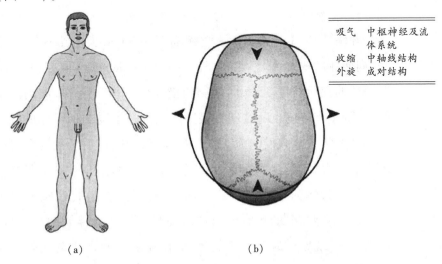

吸气　中枢神经及流体系统
收缩　中轴线结构
外旋　成对结构

(a)　　　　　　　　(b)

图 3-6　整体屈曲状态模式

51

2. 伸展期

从整体观察,伸展(舒张,Extension)时,头部前后径变长、左右径(枕部)变窄,躯干沿纵轴向背侧伸展,横向结构内旋,骶骨尖和尾骨向后,四肢内旋(图3-7)。

呼气　中枢神经及流
　　　体系统
伸展　中轴线结构
内旋　成对结构

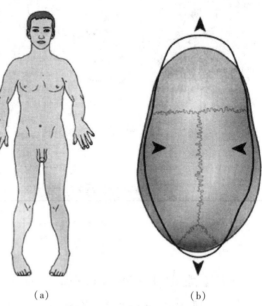

(a)　　　　　　　　　　　　(b)

图3-7　整体伸展状态模式

3. 大脑的节律

在吸气期(Inhalation)或收缩期(Flexion),大脑半球的前后长径变短,向两侧的横径变宽;在呼气期(Exhalation)或伸展期(Extension),大脑半球的前后长径变长,向两侧的横径变窄(图3-8)。波动的中心位于终板,脑干和脊髓也随之向终板方向运动。运动类似于脑的胚胎发育产生的动力学。有假设认为,吸气期大脑半球的前后长径变短可能伴随侧脑室的扩大和第三脑室的运动,吸气期第三脑室顶被认为是扩大的。呼气期被认为侧脑室解旋,第三和第四脑室变窄。布斯凯特(Busquet)认为,吸气期(收缩期)脑脊液出现离心波,呼气期(伸展期)脑脊液出现向心波,这一现象对应于颅骨的运动,但还需要有更多的实验研究加以验证(图3-9)。

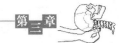

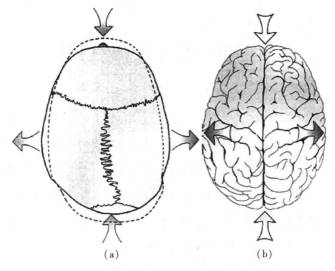

（a）　　　　　　（b）

图3-8　颅、脑和脑室的运动

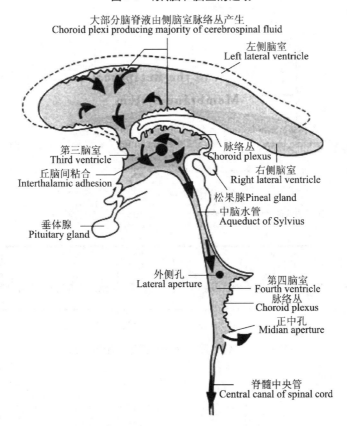

大部分脑脊液由侧脑室脉络丛产生
Choroid plexi producing majority of cerebrospinal fluid

左侧脑室
Left lateral ventricle

第三脑室
Third ventricle

脉络丛
Choroid plexus

丘脑间粘合
Interthalamic adhesion

右侧脑室
Right lateral ventricle

松果腺Pineal gland

中脑水管
Aqueduct of Sylvius

垂体腺
Pituitary gland

外侧孔
Lateral aperture

第四脑室
Fourth ventricle

脉络丛
Choroid plexus

正中孔
Midian aperture

脊髓中央管
Central canal of spinal cord

图3-9　整体运动中脑、脑室和脑脊液的运动

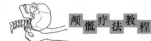
第四节　颅骶节律的检测

　　颅骶节律冲动既可通过手法触诊,又可用仪器检测获得。伍兹 (Woods)等用触诊的方法记录到成人的颅节律性脉冲为每分钟 10～14 次, 平均为 12.47 次/min。尼尔森(Nelson)等其他研究者记录到的颅节律 性脉冲为每分钟 3～9 次,平均为每分钟 4.54 次。有文献报道,与手法 触诊相比,仪器检测获得较高的频率,肯尼斯(Kenneth)等报道手法触 诊与特劳贝-赫林振荡检测结果的比例为 1∶2,这一发现提供了一个触 诊与仪器记录的颅节奏频率之间差异的可能的解释(图 3-10 和 图 3-11)。

> 颅节奏触诊 (Cranial rhythmic impulse, CRI) 与 激光多普勒血流 仪 (Laser Doppler flowmetry) (血流 速度记录)的特劳 贝-赫林振荡现象 的比率为 1∶2。

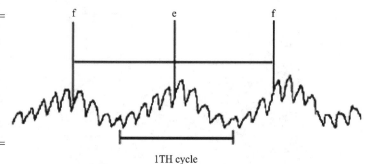

（a）触诊的屈曲（f）和扩展（e）（垂直线标记）及TH（振荡轨迹）

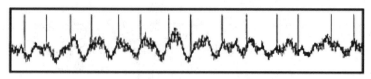

（b）压缩血流仪记录显示1∶2的比例

图 3-10　触摸颅骶节律和仪器记录颅骶节律

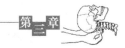

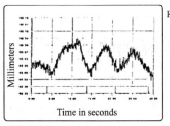

右侧顶骨
Right parietal
bone

左侧顶骨
Left parietal
bone

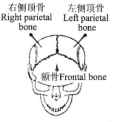

额骨Frontal bone

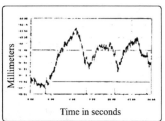

右侧顶骨运动Motion of right parietal bone　　　　左侧顶骨运动Motion of left parietal bone

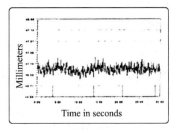

额骨运动 Motion of frontal bone

Zanakis 等记录
顶骨的运动频率。

图3-11　顶骨波动的记录

资料来源：Zanakis, MF, et al. Cranial mobility in man. JAOA, 1995, 95：497.

　　诺顿（Norton）等开发了一个组织压力模型，用来提供颅节律冲动（CRI）可能的生理基础。该模型假设，作为颅节律冲动中描述的感觉，与检查者慢慢适应受术者的皮肤组织的机械性压力感受器的激活有关，这些组织压力的改变，来源于检查者和受术者两者呼吸系统和心血管系统节律的合并，模型的生成模式类似颅骶节律冲动。通过触诊发现，模型频率出现于软组织，至少代表了四种不同生理节律的相互作用的复杂的结果。

　　由于可在整个身体触及颅骶节律，弗格森（Ferguson）等认为颅骶运动不太可能仅与头颅骨的液压机制有关，可能是通过肌肉的参与实现的，触诊时感觉到的是一个动态的神经肌肉系统的功能运动。身体作为一个整体显示出不同的状态，如紧张/放松、力量/软弱、绑定/易用性和集成/丧失意识等。每个人的状态往往是复杂的和叠加的，抑或是动态的。

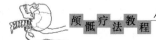
第五节　颅骶节律产生的机制

如上所述,虽然有很多方法可以检测颅骶节律,但各治疗师触诊颅骶节律存在较大的差异,在苏瑟兰"主呼吸机制"的基础上,一些学者提出的观点还不能完全解释颅骶节律产生的机理。

1. 颅骶节律的动力学模型

虽然颅骶脉动的起源众说纷纭,但是"正常情况下颅骨会不断运动"的观念已不是新发现。由于还没有仪器可以准确地测量出颅骶节律的各种特征,许多研究者提出了相应的活动模型,用以解释颅骶节律运动。

（1）苏瑟兰模型（Sutherland model）

20 世纪初期,苏瑟兰对颅骨的特殊构造着迷,基于"万物生成必有其功用"的信念,他认为颅骨及其连接的设计是用来"运动"的,并终其一生研究颅骨之间相对的运动能力。触摸头部的运动,可区别不同年龄、快慢、振幅等。同时触摸骶骨运动,两者以硬脊膜管相连做同步运动（Synchrony）。然而,动力从何而来? 苏瑟兰认为来自"蝶骨"的主动运动,并与脑脊液的循环波动及交互性张力膜系统有关。骶骨与颅骨之间的联动是由硬膜管传导,所以在一端的运动可以在另一端被触诊。相反,一端结构的受限也可以反映在另一端的活动受限。苏瑟兰提出一个理论,认为"蝶骨"是整颅的基石,因为蝶骨位于颅底的中央,并与大部分颅骨相连,可以将力量传递给其他颅骨。驱动蝶骨的原因可能与脑脊液的循环波动有关,脑脊液进一步对颅内交互性张力膜系统产生效应。

（2）贝克尔模型（Becker model）

贝克尔博士认为颅骶节律是肌肉为适应地心引力的作用而产生的张力反应（Tonic response）。肌肉的张力反应引起中枢神经系统对脑脊液循环的影响,或直接作用于硬脑膜影响其张力,也即"附着在硬膜外的肌肉"可能改变硬膜的张力,驱使液压系统产生节律性的波动起伏,但颅骶

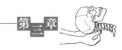

节律受骨骼肌张力的调控或影响并没有得到证实。弗格森（Ferguson）等赞同贝克尔的观点，认为颅骶运动可能是通过肌肉的参与实现的，触诊时感觉到的是一个动态的神经肌肉系统的功能运动。

（3）交互性张力膜系统（Reciprocal tension membrane，RTM）

在脑和脊髓周围包裹有三层膜，从外向里分别是硬膜、蛛网膜和软膜。硬膜可分为硬脑膜和硬脊膜两部分。硬脑膜附着在颅腔的内表面，外层与颅骨紧密相贴，内层在一些部位折叠形成大脑镰、小脑镰、小脑幕和鞍膈等结构，将颅腔内分隔成一个立体空间，分隔小脑和大脑、大脑两半球，支撑相应区域内的结构。硬脑膜向下通过枕骨大孔与硬脊膜相连，在椎管内形成硬脊膜管（Spinal dural tube），硬脊膜管终止于骶管第 2 骶椎处。硬膜和蛛网膜紧密相贴，两层膜之间仅有少量组织液，其成分相当于淋巴液（不同于脑脊液），并最终被淋巴管吸收入淋巴系统。蛛网膜和软膜之间为蛛网膜下腔，填充了脑脊液，其压力传递给了半封闭的硬膜囊（Dura sack）。硬膜囊持续地处于紧绷的张力状态（Constant tension），所以硬膜被称为交互性张力膜系统。当在交互性张力膜的某一处施力，压力就可向各个方向同时传递，效应就会扩散至整个系统。硬膜的张力可能主要来自两部分：① 由于硬膜是由致密结缔组织构成，自身能产生一定的张力；② 脑脊液的静态压力及其波动性。交互性张力膜与相应的颅骨相连（尤其在颅底部分），形成一个整合的功能性结构单元（Structural integrity of bony cranium），这是颅骶触疗的解剖生理基础之一。

（4）静态液体压力模型（Pressurestant model）

静态液体压力模型假设脉络丛生成脑脊液的速度比蛛网膜颗粒再吸收脑脊液的速度快，形成脑脊液静水压力的波动。当颅腔内脑脊液压力达到一个高临界点，颅缝内的神经末梢作为压力感受器接受颅内压力变化的刺激，通过牵张反射（Stretch reflex）机制使得脉络丛关闭或减慢脑脊液的产生，此时脑脊液仍然被再吸收，压力会降低到一个低临界点，神经反馈机制再次打开脑脊液产生的开关，脑脊液压力再度上升，如此周而复始、循环往复，调控脑脊液的动态变化。这种脑脊液压力的节律性起伏，

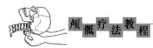

在半封闭的筋膜系统外围可以被触诊到节律性的运动。

2. 颅骶系统的主呼吸机制

20世纪30年代中期,苏瑟兰发现颅骨和全身有一种十分轻微但有规律的运动,称之为生命呼吸(Breath of life),后来总结归纳为原始呼吸机制(Primary respiratory mechanism, PRM)。随后的研究显示,这种运动包括五个身体组成部分相互依赖形成的模式(图3-12)。原始呼吸机制包括:

① 大脑和脊髓的固有的节奏性运动;

② 脑脊液(CSF)在沐浴和滋养大脑和脊髓过程中产生的波动;

③ 脑和脊髓周围封套膜的紧张性,即"均衡张力膜"的运动;

④ 颅骨固有的节奏运动;

⑤ 髋骨间骶尾骨的非随意活动。

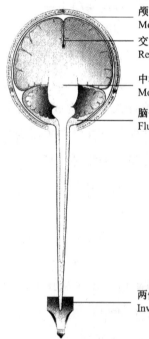

颅骨的运动
Mobility of the cranial bones

交互性张力膜机制
Reciprocal tension membranes

中枢神经系统的运动
Mobility of central nervous system

脑脊液的流动性
Fluctuation of cerebrospinal fluid

两侧髂骨间骶骨的自主性运动
Involuntary motion of the sacrum between the iliac

图3-12 颅骶系统的原始呼吸机制

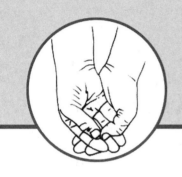

第四章 |

脑脊液及其介导作用

脑脊液(Cerebrospinal fluid, CSF)为无色透明的液体,充满在各脑室、脊髓中央管和蛛网膜下腔内。脑脊液由各脑室中的脉络丛产生,与血浆和淋巴液的性质相似,略带黏性。脑脊液的性状和压力受多种因素的影响:若中枢神经系统发生病变、神经细胞代谢紊乱,脑脊液的性状和成分将发生改变;若脑脊液的循环路径受阻,颅内压力将增高。因此,当中枢神经系统受损时,脑脊液的检测成为重要的辅助诊断手段之一。研究人员发现,由于脉络丛分泌功能具有波动性,脑室内脑脊液的静水压力也产生相应的波动梯度。脑脊液从侧脑室向外的压力梯度波成为节律性脉冲的驱动器,脑脊液有节奏地通过大脑的侧脑室向蛛网膜下腔扩散,在正常情况下呈现每分钟6~12次有规则的节律性脉冲。通过触诊人体中轴系统的不同部位,改变脑脊液的流动节律和流量,直接调节脑和脊髓的功能状态,使中枢神经系统与身体其他系统恢复正常联系和自然运动,可用以评估(诊断)和修正(治疗)人体中轴颅骶系统的失衡和约束,治疗机体的多种疾病和创伤,以及解除情感或心理的困扰。

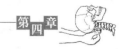

第一节　脑脊液的理化性状

1. 外观

正常脑脊液无色透明,新生儿脑脊液(因含有胆红素)、陈旧出血或蛋白含量过高时可呈黄色。新出血时则呈红色或血性脑脊液,但须与穿刺误伤引起的出血相鉴别,前者脑脊液血染浓度前后均匀一致,离心后上清液呈黄色或淡黄色,潜血试验阳性,红细胞形态边缘皱缩或破裂,而创伤性出血则反之。细菌性脑膜炎时,脑脊液可呈乳白色或绿色混浊,垂直静置后可出现薄膜样沉淀物,如结核性脑膜炎有由液面倒悬至试管底部的漏斗样蛛网状薄膜等,在薄膜样沉淀物中寻得细菌的阳性率一般较高,比重测定为 1 :(1.005～1.009)。

2. 脑脊液的生化检查

脑脊液可以用作诊断多种神经失调的测试。从腰椎穿刺可以获取脑脊液,并从中测出细胞的数量、脂肪与葡萄糖的含量,可用于诊断蛛网膜下腔出血及中枢神经系统的感染,如脑膜炎等。而且,脑脊液的培养检测可以获得产生感染的微生物。若使用分子生物学技术,如检测寡克隆区,可以确定正在发炎的情况(如多发性硬化症)。β_2 转铁蛋白的分析高度独特,可用于检测脑脊液外漏。腰椎穿刺亦可用作度量某些脑水肿时增加的颅内压(表4-1)。

表 4-1　脑脊液的主要成分

物质 (Substance)	单位 (Units)	脑脊液 (CSF)	血浆 (Plasma)	脑脊液/血浆比率 (CSF/Plasma ratio)
钠(Na^+)	mmol/L	147	150	0.98
钾(K^+)	mmol/L	2.6	4.6	0.62
镁(Mg^{2+})	mmol/L	2.2	1.6	1.39

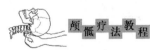
物质 （Substance）	单位 （Units）	脑脊液 （CSF）	血浆 （Plasma）	脑脊液/血浆比率 （CSF/Plasma ratio）
钙（Ca^{2+}）	mmol/L	2.3	4.7	0.49
氯（Cl^-）	mmol/L	113	99	1.14
碳酸氢（HCO^{3-}）	mmol/L	25.1	24.8	1.01
二氧化碳分压（PCO_2）	mmHg	50.2	39.5	1.28
酸碱度（pH）	mmol/L	7.33	7.4	
渗透压（Osmolality）	$mOsm/kgH_2O$	289	289	1
蛋白质（Protein）	mg/dL	20	6 000	0.003
葡萄糖（Glucose）	mg/dL	64	100	0.64
无机磷（Inorganic P）	mg/dL	3.4	4.7	0.73
尿素（Urea）	mg/dL	12	15	0.8
肌酐（Creatinine）	mg/dL	1.5	1.2	1.25
尿酸（Uric acid）	mg/dL	1.5	5	0.3
乳酸（Lactic acid）	mg/dL	18	21	0.86
胆固醇（Cholesterol）	mg/dL	0.2	175	0.001

3. 细胞学检查

成人脑脊液中正常白细胞数在 0.01×10^9 个/L 以下（早产儿及新生儿在 0.03×10^9 个/L 以内），但多核白细胞不应超过 5 个，主要为小、中淋巴细胞。当脑膜有刺激性或炎性病变时，脑脊液的白细胞计数即可增多。故中枢神经系统感染性病变时，有多核或单核细胞不同程度的增多。多种脑部肿瘤特别是临近脑膜、脑室或恶性者，也有白细胞的增多。使用特殊的脑脊液细胞离心沉淀器，将浓集于玻片上的细胞给以各种染色，还可细致观察到细胞的形态改变，大大提高诊断效果，如嗜伊红细胞增高提示有中枢神经系统寄生虫病；内有含铁血黄素的吞噬细胞提示脑脊液中有陈旧出血等。此外，还可直接观察到肿瘤细胞和寄生虫虫卵等，以及对细胞进行免疫功能的研究。细胞计数及分类：脑脊液中正常无红细胞，仅有少数白细胞（淋巴细胞）。正常值：成人为 $(0 \sim 8) \times 10^6/L$，儿童为

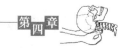

$(0 \sim 15) \times 10^6/L$。

4. 脑脊液的生理作用

脑脊液不断产生又不断被吸收回流至静脉,在中枢神经系统起着淋巴液的作用,供应脑细胞一定的营养,运走脑组织的代谢产物,调节中枢神经系统的酸碱平衡。脑脊液充满于脑室和蛛网膜下腔中,在脑和脊髓周围形成一个完整的液体垫,以缓冲震动、分散压力、维持颅内压,从而对脑和脊髓起到支持和保护作用。

5. 脑脊液的临床意义

脑脊液有多种作用,包括脑部的机械性保护、分配神经内分泌因子及促进脑血流量。为了保证脑内稳定的血氧饱和度,须严谨地调节动脉血液的流动形式。脑脊液运动就像一个弹簧,可以帮助动脉膨胀及收缩,并且防止头颅内血流的重大变动。当脑脊液流动出现问题时,不仅影响脑脊液运动,更会影响头颅内血流,而最终影响神经元及神经胶质的功能。脑脊液在多种哺乳动物中都是与淋巴系统有所关联,资料显示这个关联是在脉络丛的脑脊液分泌容量正在发展时所形成。脑脊液失调,包括脑积水,与脑脊液、淋巴液传送的损坏有关。通过颅骶手法技术可以促进脑脊液的流动,改善血液、脑脊液和淋巴液(包括内耳的淋巴液)压力的平衡和化学物质的分配。

第二节　脑脊液的循环途径

在人体,脑和脊髓漂浮在脑脊液中。脑脊液从脑室的脉络丛中滤出,在脑和脊髓中穿行,起到循环、缓冲、运输物质和提供营养的作用。克诺夫(Knopf)等在《大脑淋巴间质和脑脊液引流的生理学和免疫学》一书中描述,人类大脑脑脊液的回流主要途径为:经上矢状窦的蛛网膜绒毛(颗粒),从脊神经根到脊柱椎旁淋巴结,沿嗅神经、视神经、三叉神经和前庭蜗神经根流入面部、颈部、胸腰部的淋巴结。

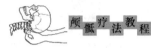
1. 脑脊液的第一循环途径

在中枢神经系统内,正常人的脑脊液量为 140～180mL,平均为 150mL,脑脊液产生的速率为 0.3mL/min,日分泌量在 400～500mL。侧脑室内的脉络丛组织是产生脑脊液的主要结构。脉络丛主要分布在侧脑室的底部和第三、第四脑室的顶部,其结构是一簇毛细血管网,其上覆盖一层室管膜上皮,形似微绒毛。此微绒毛犹如单向开放的膜,只向脑室腔和蛛网膜下腔分泌脑脊液。也有人认为室管膜和脑实质也有产生脑脊液的作用。脑脊液产生过多,或循环通路受阻,均可导致颅内压升高。

脑脊液由各脑室脉络丛产生(图 4-1)。左、右侧脑室脉络丛产生的脑脊液经室间孔流到第三脑室,与第三脑室脉络丛产生的脑脊液汇合,再经中脑水管流到第四脑室,与第四脑室脉络丛产生的脑脊液合并,由后正中孔和左、右外侧孔流出至蛛网膜下腔,由突入上矢状窦的蛛网膜颗粒搬运至上矢状窦,最后经乙状窦流入颈内静脉回流入心。这是脑脊液循环的主要途径(图 4-2)。

侧脑室位于脑实质的深部,其空间形态呈前后位的"C"形,可分为前角、后角、下角和体部。侧脑室内有脉络丛,能分泌脑脊液,填充在侧脑室,并经室间孔流向第三脑室。

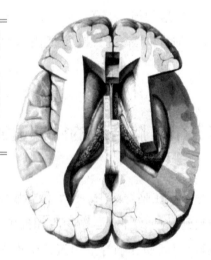

图 4-1　侧脑室及脉络丛

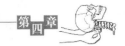

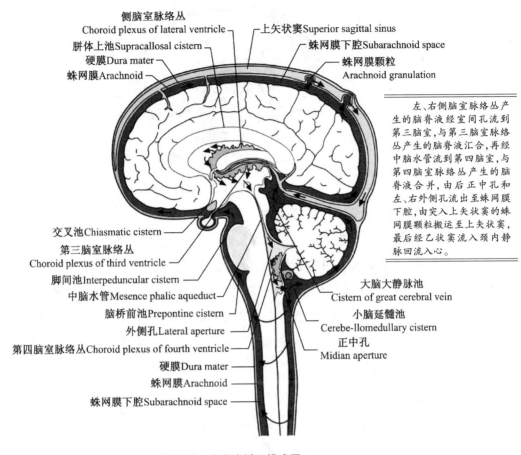

侧脑室脉络丛
Choroid plexus of lateral ventricle
胼体上池Supracallosal cistern
硬膜Dura mater
蛛网膜Arachnoid

上矢状窦Superior sagittal sinus
蛛网膜下腔Subarachnoid space
蛛网膜颗粒
Arachnoid granulation

交叉池Chiasmatic cistern
第三脑室脉络丛
Choroid plexus of third ventricle
脚间池Interpeduncular cistern
中脑水管Mesence phalic aqueduct
脑桥前池Prepontine cistern
外侧孔Lateral aperture
第四脑室脉络丛Choroid plexus of fourth ventricle
硬膜Dura mater
蛛网膜Arachnoid
蛛网膜下腔Subarachnoid space

大脑大静脉池
Cistern of great cerebral vein
小脑延髓池
Cerebe-llomedullary cistern
正中孔
Midian aperture

左、右侧脑室脉络丛产生的脑脊液经室间孔流到第三脑室,与第三脑室脉络丛产生的脑脊液汇合,再经中脑水管流到第四脑室,与第四脑室脉络丛产生的脑脊液合并,由后正中孔和左、右外侧孔流出至蛛网膜下腔,由突入上矢状窦的蛛网膜颗粒搬运至上矢状窦,最后经乙状窦流入颈内静脉回流入心。

图 4-2　脑脊液循环模式图

　　同时有研究认为,由于脑室内脑脊液的压力高于蛛网膜下腔,脑脊液可直接透过脑室壁进入蛛网膜下腔。有人形容神经细胞犹如漂浮在海水中的水草,经受海水的漂洗,部分神经活性物质可快速到达神经细胞,起到"洗脑"的作用(图 4-3)。

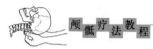

脑室内脑脊液的压力高于蛛网膜下腔,脑脊液可直接透过脑室壁进入蛛网膜下腔。

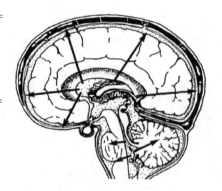

图 4-3 脑脊液直接透过脑室壁弥散

2. 脑脊液的第二循环途径

近期,切尔等发现突入和包裹在脊神经根周围的蛛网膜有绒毛(颗粒)样结构,与硬膜外的淋巴管连接,可将脑脊液引流入脊椎旁淋巴结。沿嗅神经、视神经、三叉神经和前庭蜗神经根也有相似的结构,其将脑脊液回流至面部和颈部的淋巴结(图 4-4)。但也有研究认为这些部位的脑脊液与淋巴液是双向流动的,尤其是黏膜和浅筋膜组织水肿时,组织液压力比较高,淋巴液倒流入蛛网膜下腔,并将一些淋巴因子带入脑脊液,引起炎症样反应。

硬膜延伸包裹神经根,蛛网膜随之突入硬膜形成神经鞘,然后形成蛛网膜绒毛(颗粒),与硬膜外的淋巴管连接,可将脑脊液引流入相应的淋巴结。

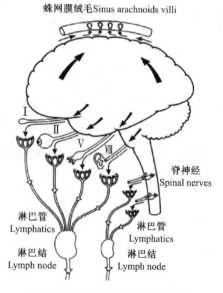

图 4-4 脑脊液的第二循环途径

注:Ⅰ/Ⅱ/Ⅴ/Ⅷ分别指第一、二、五、八对脑神经。

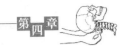

第三节　脑脊液的介导作用

在中枢神经系统存在着接触脑脊液的神经元(CSF-contacting neuronal system),这些神经元的胞体位于室管膜、室管膜下区和脑实质内,借胞体或突起直接与脑脊液接触,称触液神经元,能接受脑脊液的化学物质和物理因素的刺激及释放神经活性物质(如肽类、胺类和氨基酸类等)至脑脊液中,执行感受、分泌和调节的功能。因此,在脑脊液与脑组织之间存在着交流信息的神经-体液回路。神经系统疾病时,既可以抽取脑脊液进行检验,又可以经脑室内给药治疗。

在各脑室分布的脉络丛是室管膜组织形成的特殊结构,由软脑膜在血管化过程中演化而来。脉络丛的功能是分泌脑脊液,脉络膜上皮丰富的微绒毛提供了约 $200m^2$ 的表面积,每天约分泌 500mL 的脑脊液。脉络膜毛细血管内、外钠离子 25% 的渗透梯度,使得脉络膜上皮形成耗能的主动转运机制。同时,脉络丛内有供给血管的神经纤维,血管外神经纤维控制分泌功能的触觉小体,形成脉络膜脉冲性分泌的结构基础。

由于脉络丛分泌功能的波动性,脑室内脑脊液的静水压力也产生相应的波动梯度。脑脊液从侧脑室向外的压力梯度波成为节律性脉冲的驱动器,脑脊液有节奏地通过大脑的侧脑室向蛛网膜下腔扩散,在正常情况下呈现每分钟 6~12 次的节律性脉冲,故有人称脉络丛为"大脑的心脏(脑心)"(图4-5)。

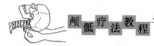
吸气期：脑和
脑室扩张,脑脊液开
始分泌;呼气期：脑
和脑室收缩,脑脊液
停止分泌。

侧脑室
Lateral ventricles

第三脑室
Third ventricle

第四脑室
Fourth ventricle

图4-5　脑、脑室和脑脊液的运动(吸气期)

第四节　脑屏障

　　脑屏障(Brain barrier)是指存在于中枢神经系统的毛细血管与神经组织之间的调节界面。这个调节界面是一个有别于其他器官的、独特的调节物质交换的系统。此系统具有特殊的形态学基础和理化性质,其基本功能在于控制进入神经组织的物质,保证中枢神经系统内环境的稳定,维持神经细胞的正常生理活动。

　　近年来,通过电镜观察和生理学、生物化学及药理学的研究,人们应用化学微量分析、荧光染料示踪及放射性核素定位等方法探讨脑屏障的结构和功能,对脑屏障有了进一步的认识。根据脑屏障的形态特点,研究人员认为脑屏障应包括三个部分(图4-6)：血-脑屏障(Blood-Brain barrier,

BBB）、血-脑脊液屏障（Blood-Cerebrospinal fluid Barrier，BCB）、脑脊液-脑屏障（Cerebrospinal fluid-Brain Barrier，CBB）。

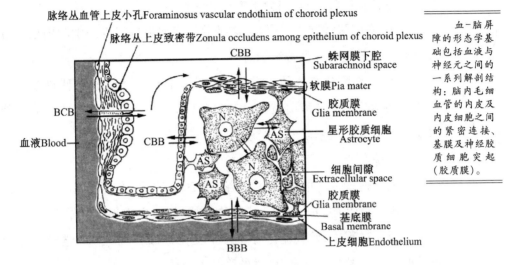

脉络丛血管上皮小孔Foraminosus vascular endothium of choroid plexus

脉络丛上皮致密带Zonula occludens among epithelium of choroid plexus

CBB
蛛网膜下腔 Subarachnoid space
软膜Pia mater
胶质膜 Glia membrane
星形胶质细胞 Astrocyte
细胞间隙 Extracellular space
胶质膜 Glia membrane
基底膜 Basal membrane
上皮细胞Endothelium
BCB
血液Blood
CBB
BBB

血-脑屏障的形态学基础包括血液与神经元之间的一系列解剖结构：脑内毛细血管的内皮及内皮细胞之间的紧密连接、基膜及神经胶质细胞突起（胶质膜）。

N—Neuron（神经元）；AS—Astrocytes（星形胶质细胞）；BCB—血-脑脊液屏障；CBB—脑脊液-脑屏障；BBB—血-脑屏障

图4-6 血-脑屏障、血-脑脊液屏障、脑脊液-脑屏障示意图

1. 脑屏障的形态学基础

（1）血-脑屏障

血-脑屏障位于血液与脑、脊髓的神经细胞之间，依靠毛细血管内皮细胞间紧密连接和较少吞饮小泡的转运而形成。其形态学基础包括血液与神经元之间的一系列解剖结构：脑内毛细血管的内皮及内皮细胞之间的紧密连接、基膜及神经胶质细胞突起（胶质膜）。

① 脑毛细血管内皮细胞

电镜显示脑毛细血管内皮的结构有其特点，这些特点可能说明其限制血-脑之间物质交换的作用。脑毛细血管的结构特点组成了血-脑屏障的第一道隔膜。

a. 内皮细胞没有窗孔，大分子物质不易透过。

b. 内皮细胞之间有紧密连接，形成一个完整的闭锁带，阻挡溶质透过。

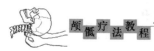

c.脑毛细血管内皮细胞缺少收缩性蛋白,则脑毛细血管内皮没有这种收缩能力,故对组织胺、5－羟色胺或去甲肾上腺素等化学物质不发生明显反应,所以内皮对蛋白分子的通透性很低。

d.内皮细胞吞饮小泡很少,这显示内皮细胞也很少用细胞内运输方式使大分子透过内皮到脑组织。

e.内皮细胞含有各种各样的分解酶和合成酶。分解酶使许多特定物质在到达脑细胞外液前就已分解失效,起了酶屏障的作用。合成酶使内皮细胞合成种类繁多的神经递质。

② 基膜

脑毛细血管内皮的外周由一层厚为 20～60nm 连续的基膜包裹。此膜是由电子密度均匀一致的无定形物质构成,对内皮起支持作用。在血-脑屏障成熟过程中,此膜糖链分布发生变化,形成阴性电荷,选择性地通过某些物质。基膜是血-脑屏障的第二道隔膜。

③ 胶质膜

用银浸镀法可以显示许多星形胶质细胞突起末端扩大形成的"脚板"贴附于脑毛细血管壁上,形成一层胶质膜。在电镜下,此膜贴附在基膜上,但并不连续,它只围绕毛细血管外周的 85%,脚板之间有狭窄的间隙。用示踪剂的研究发现,在实验性过敏性脑炎,只有当血管本身和它外周的胶质膜都受损伤时,锥虫蓝才能进入脑组织,如果只损害血管,示踪染料则在胶质膜处被挡住,不能进入,更有人观察到自血管注入的铁蛋白颗粒出现在胶质细胞的胞质中。胶质细胞的突起不仅包绕血管,而且贴附于邻近神经元的胞体、树突和轴突上。这种特殊的形态学关系似乎表明胶质细胞对神经元的代谢起中介作用,即从血液传递营养物质给神经细胞及排出其代谢物质。这样看来,胶质细胞还具有运输、分布液体和代谢物质的功能。

(2) 血-脑脊液屏障

血-脑脊液屏障位于脑室脉络丛的血液与脑脊液之间。由于脑脊液是由脑室内的脉络丛产生的,故脉络丛上皮细胞之间的紧密连接被认为

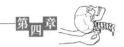

是血-脑脊液屏障的形态学基础。脉络丛的毛细血管内皮细胞与脑毛细血管内皮细胞大不相同,它是有窗孔的,其基膜是断续的,所以活性染料容易扩散过内皮。但是脉络丛上皮细胞间隙的顶部有紧密连接,能挡住染料不让其扩散入脑脊液。脑脊液就是由这一层特殊的室管膜上皮所分泌,分泌的过程是耗能的主动运输机制。脉络丛上皮还有吸收功能。这一屏障对血-脑脊液之间的物质交换起到了调节作用。

(3)脑脊液-脑屏障

脑脊液-脑屏障位于脑室和蛛网膜下腔的脑脊液与脑和脊髓的神经细胞之间,是脑脊液和脑组织之间有选择地阻止某些物质进入脑组织的屏障。其结构基础是脑室的室管膜上皮和覆盖脑表面的软膜和胶质膜。室管膜上皮没有紧密连接,因此不能有效地限制溶质通过。软膜上皮及其下面的胶质膜的屏障效能也很低。将活性染料、荧光染料或同位素等注入脑脊液内,它们很容易扩散通过软膜、胶质膜进入脑组织,说明脑脊液与脑组织之间物质交换更为广泛,因而神经元周围的微环境很容易受脑脊液的影响,故一般认为脑脊液-脑屏障的作用不十分明显。

2. 脑屏障的理化性质和生理功能

血-脑屏障可以看作具有类脂膜性的扩散屏障,其渗透性受到理化性质的制约。渗透性梯度、流体静压、脂溶性、电离程度及胞膜的“小孔”半径等因素都会影响渗透性。

脑的毛细血管由于内皮细胞之间有紧密连接,能阻挡大分子透过。但水和小分子物质如尿素能在血液和脑组织之间很快进行交换,这是因为脑血管内皮有一些很小的孔,这种小孔的半径为 $0.7 \sim 0.9nm$,水分子的直径是 $0.3nm$,尿素是 $0.36nm$,所以这些小分子能被动扩散到内皮的胞膜。某些直径大于这些小孔的分子也有一部分能扩散到内皮的胞膜,这是因为这些大分子物质有高度脂溶性,能扩散通过毛细血管内皮细胞膜的类脂层。实验证明血-脑屏障对脂溶性药物有较大的通透性,例如,麻醉剂普鲁卡因和利多卡因能很快地从血液进入脑组织,就是与其高度脂溶性有关,可见血-脑屏障具有类脂膜性质。

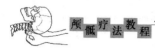

此外,电离程度也影响类脂膜的渗透性。碱性染料或带有阳电荷者容易透过血-脑屏障,带阴电荷的物质则相反。但这种电离学说不能应用于所有物质,例如,两种理化性质相反的氨基酸(酸性谷氨酸和碱性赖氨酸)都能很快地从血液进入脑组织,可见一种物质能否进入脑组织,不一定取决于电离程度,还有其他因素影响物质渗透入脑。

所有的血-脑屏障现象不能全部用理化学说解释,比如大分子、非脂溶性物质和非电解质(葡萄糖、氨基酸等)也能透过血-脑屏障。一些非脂溶性物质仍能透过胞膜的类脂层是通过易化扩散机制实现的;各种糖类,其中最重要的是葡萄糖,均通过此途径透过血-脑屏障。载体是一种蛋白分子,能与葡萄糖分子结合成为一种能溶解于类脂质的复合物,因此能从胞膜的一边扩散到另一边。这种载体运输是被动性运输,因它是顺浓度梯度进行的,故无须消耗能量,而是取决于血浆内糖的浓度。载体在脑内的分布不一致,脑的不同部位的载体浓度和利用性并不相同。载体运输是血-脑屏障运输机制的一部分,与被动扩散和主动运输同时存在。

许多外源性和内源性物质从血液透过血-脑屏障进入脑组织是通过主动运输机制实现的。主动运输是逆浓度梯度进行的运输,需要消耗能量,也需要载体。主动运输保证维持中枢神经系统代谢所需的物质浓度,并排出不需要的尤其是有害的物质,以维持中枢神经系统内环境的恒定。例如在脑细胞外液,某些离子如 K^+ 的浓度总是低的,而 Mg^{2+} 则维持较高浓度,这两种离子对神经元的兴奋性有重要影响。又如当血浆中溶质浓度和 pH 发生相当大的变化时,主动运输的调节机制可保持中枢神经系统内细胞外液的溶质浓度和 pH 不变。所以主动运输是血-脑屏障机制的重要部分,与调节脑的代谢有关。

细胞质内各种酶对不同物质透过血-脑屏障有一定的关系。大脑毛细血管内皮含有氧化酶和水解酶等各种调节运输的特定酶,它们组成酶屏障,限制某些物质进入脑。如多巴胺脱羧酶和单胺氧化酶能促降解,从而阻挡 L-多巴胺和 5-羟色胺进入脑组织。脑血管内皮细胞也有 γ-氨基丁酸转氨酶,它能阻挡 γ-氨基丁酸和其他氨基酸进入中

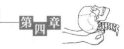

枢神经系统。

血-脑屏障的功能可因病理状态而受到损害,使脑组织的局部毛细血管的通透性增加,如颅内感染时,血-脑屏障的破坏导致细菌、病毒进入脑组织。

3. 胎儿和新生儿的血-脑屏障

值得注意的是,在出生前和新生儿时期,血-脑屏障尚未发育完全,渗透性高,物质易透过。如出生后不久胆红素能从血液进入脑组织,而患黄疸的成年人却没有发现脑内有胆红素。应用放射性核素研究表明,幼年时期血-脑屏障的发育不如成年的完善。一些药理方面的研究,如用吗啡和组织胺做实验,这些物质易进入新生小鼠的脑组织,但不易透过成年大鼠的血-脑屏障。

新生儿出生前后易发生脑部疾病也许和血-脑屏障功能较低有一定的关系。

第五节 脑脊液引流的解剖生理学基础

脑脊液的流动具有一定的方向性。两个侧脑室脉络丛最丰富,产生的脑脊液最多,这些脑脊液经室间孔流入第三脑室,再经中脑导水管流入第四脑室。各脑室脉络丛产生的脑脊液都汇至第四脑室并经第四脑室的正中孔和外侧孔流入脑和脊髓的蛛网膜下腔,最后经矢状窦旁的蛛网膜颗粒将脑脊液回渗到上矢状窦,使脑脊液回流至静脉系统。脑脊液的回流(或吸收)主要取决于颅内静脉压和脑脊液的压力差,以及血-脑屏障间的有效胶体渗透压。脑和脊髓的血管、神经周围间隙和室管膜也参与脑脊液的吸收(图4-7)。

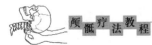
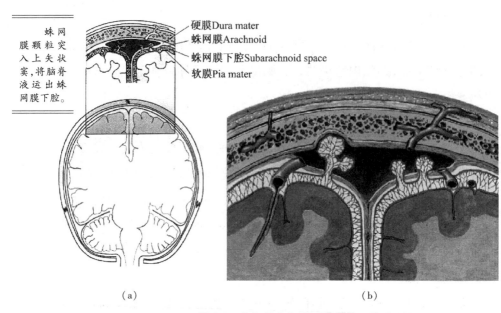

蛛网膜颗粒突入上矢状窦,将脑脊液运出蛛网膜下腔。

硬膜Dura mater
蛛网膜Arachnoid
蛛网膜下腔Subarachnoid space
软膜Pia mater

(a)   (b)

图4-7　上矢状窦和蛛网膜颗粒

1. 脑脊液压力测定

(1)液体静态压力(初压)测试

穿刺后测得的脑脊液压力:侧卧位成人为 $0.78 \sim 1.96$ kPa($80 \sim 200$ mmH$_2$O),儿童为 $0.39 \sim 0.98$ kPa($40 \sim 100$ mmH$_2$O),新生儿为 $0.098 \sim 0.140$ kPa($10 \sim 14$ mmH$_2$O)。

观测初压时应注意脑脊液液面有无呼吸性搏动[随呼吸产生 $0.098 \sim 0.197$ kPa($10 \sim 20$ mmH$_2$O)的液面搏动]和脉搏性搏动[随脉搏产生 $0.020 \sim 0.039$ kPa($2 \sim 4$ mmH$_2$O)的液面搏动]。前者消失时,提示椎管内有梗阻或有枕骨大孔疝,均应小心(图4-8)。

(2)液体动态压力测试

① 颈内静脉压迫试验(Compression test of jugular vein)

用手压迫双侧颈内静脉,使颅内静脉系统充血而致颅内压力增高,增高了的压力传达到连接于腰椎穿刺针的压力玻管上,可引起液面的明显升高,放松压迫后液面迅速下降。当椎管有梗阻时,压迫后液面上升、下降缓慢甚或不能。

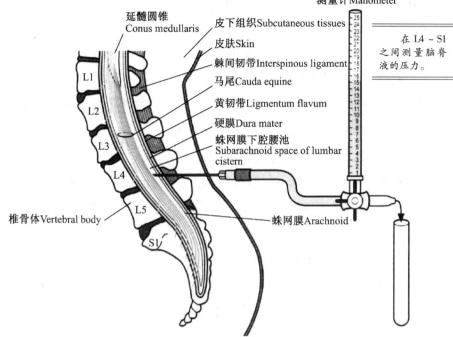

图 4-8　脑脊液的压力测定

　　精确测定时,使用血压计气袋缠于颈部,分别充气至2.7,5.3,8.0kPa
(20,40,60mmHg),压迫30s后放松30s,其间每5s记录一次压力,并绘制
成图。无梗阻时脑脊液压力应在颈部加压后15s左右迅速升至最高点,
去压后15s左右又能迅速降至初压水平;或加压至8.0kPa(60mmHg)时
可升高至4.9kPa(500mmH$_2$O)以上。部分梗阻时压力上升、下降均缓慢,
或上升后不能下降至初压水平;完全梗阻时,则在颈部加压后,测压管内
脑脊液压力不升或上升极少。有颅内压力增高或疑有颅内肿物、出血者
忌行。

　　② 压腹试验(Abdominal compression test)

　　以掌根用力压迫患者上腹部或令其屏气,使下腔静脉及下胸段以下
硬脊膜外静脉充血,引起上述水平以下脑脊液压力的迅速上升,可了解下
胸段及腰骶部的脊髓蛛网膜下腔有无梗阻。正常时压力升高约为初压的
2倍,压迫停止后压力迅速下降至初压水平。若压力上升缓慢或不升谓

之阳性,说明下胸段以下蛛网膜下腔梗阻。腰穿针和测压管不通畅亦可呈阳性,须予注意。

③ 双针联合穿刺试验(Double needle combined puncture test)

在疑有椎管内梗阻的上、下部位,如 L2~L3 与 L5~S1 两处同时进行穿刺,通过梗阻平面上、下两处脑脊液压力在颈静脉压迫试验中所显示的差别,可以粗测 L2~L5 之间有无梗阻。

④ 单侧颈内静脉压迫试验(Unilateral jugular compression test)

压迫一侧颈内静脉引起脑脊液压力上升,但压迫另一侧颈内静脉时压力无变化,称单侧颈内静脉压迫试验阳性,提示该侧侧窦或颈内静脉有梗阻,如血栓形成等。

(3) 液体释放压力(终压)测试

放出脑脊液后所测得的压力低于初压的 1/2 时常为异常。正常人放液 2~3mL 后脑压降低,但一般不超过 0.098~0.197kPa(10~20mmH$_2$O)或保持不变。若放液 3~5mL 后压力下降大于 0.5kPa(50mmH$_2$O),应考虑椎管内或枕骨大孔处已有不同程度的梗阻,梗阻部位愈低这种现象愈明显;完全性梗阻时,终压有时可下降到 0。若放出数毫升脑脊液后,脑压下降很少或很快恢复到初压水平,则提示有交通性脑积水或颅内压增高。

2. 脑脊液引流技术

尤普勒捷认为,脑脊液在颅骶系统中缓慢流动几乎不产生摩擦力,当加以外力时可以向四周传递大小相同的力。硬膜系统的改变施压于硬膜囊内的脑脊液,所以脑脊液压力的变化可以作用于全身。如果在硬膜系统外围的硬膜窗(Dural window)施力时,大小相同的力经由脑脊液向系统内的其他部位传导,这种物理特性称作"散弹技术"(Shotgun technique),这也是颅骶技术处理疾病时的生物力学传导的解剖生理学机制。

(1) 静脉窦引流技术

静脉窦引流技术通过影响构成窦道的硬膜,改善脑膜的张力,加快脑脊液的引流。受术者取仰卧位,术者坐于其头侧,步骤如下(图4-9):

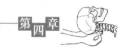

① 双手指端分别放在额中缝的两侧,感受额骨的运动,然后轻轻向两侧牵拉,促进上矢状窦的引流。

② 两拇指交叉放在矢状缝中部(相当于百会穴)的两侧,轻轻向对侧按压,促进上矢状窦的引流。

③ 双手移至枕部,指端托在上项线,轻轻向上方牵拉,促进横窦的引流。

④ 双手移至枕部,指端托在枕部正中线两侧,轻轻向两侧牵拉,促进上矢状窦的引流。

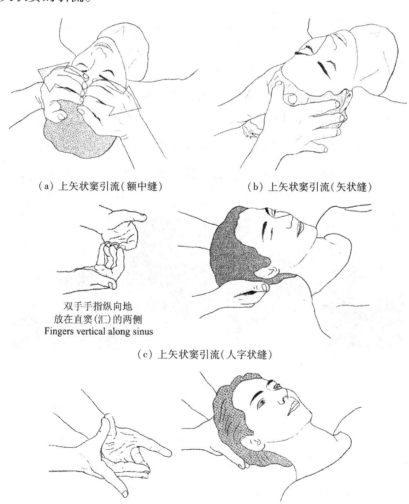

（a）上矢状窦引流(额中缝)　　　　　　（b）上矢状窦引流(矢状缝)

双手手指纵向地
放在直窦(汇)的两侧
Fingers vertical along sinus

（c）上矢状窦引流(人字状缝)

（d）直窦引流

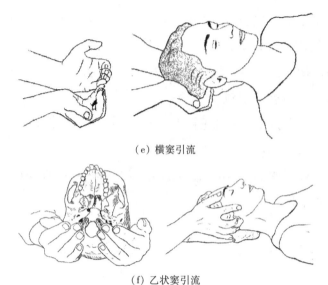

（e）横窦引流

（f）乙状窦引流

图4-9　静脉窦引流技术

（2）静脉窦能量技术

一只手托住枕部,中指、无名指分开如"V"形,分别放在枕乳缝的两侧。另一只手的拇指、食指、中指指端并拢如"小蜜蜂"状,放在额部。调整呼吸,发送能量,改善硬脑膜的张力,加快脑脊液的引流(图4-10)。

一只手托住枕部,中指、无名指分开如"V"形,分别放在枕乳缝的两侧。另一只手的拇指、食指、中指指端并拢如"小蜜蜂"状,放在额部。

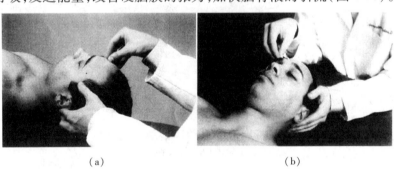

（a）　　　　　　　　　　　　（b）

图4-10　静脉窦能量技术

（3）硬膜窗技术

硬膜窗技术(Dural port technique,DPT)是一种用骶骨作为杠杆来影响和平衡脊柱与头颅脑膜系统的方式。

① SB 试验(Cough test)

患者取俯卧位,术者将拇指置于L5棘突,嘱患者做咳嗽动作,引起

78

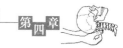

L5 运动(图 4-11)。术者感觉拇指的运动方向,推力向上为 SB +(张力高),跳动向头侧为 SB -(张力低),推力向上的同时向头侧跳动为 SB +/SB -(张力平衡)。

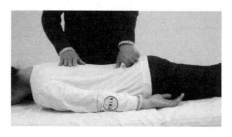

患者取俯卧位,术者将拇指置于 L5 棘突,嘱患者做咳嗽动作,引起 L5 运动。

图 4-11　SB 试验

② SB 调整技术

术者一只手放在骶骨,另一只手放在 L2 ~ L4,感受骶骨的运动。当骶骨在伸展位时,嘱患者深吸气时足部背屈、呼气时足部跖屈,做 3 ~ 5 个周期即可(图 4-12)。

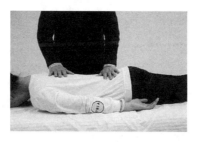

术者一只手放在骶骨,另一只手放在 L2 ~ L4,感受骶骨的运动。当骶骨在伸展位时,嘱患者深吸气时足部背屈、呼气时足部跖屈。

(a) SB 调整技术

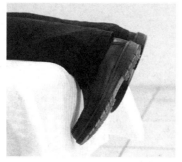

(b) 足部背屈

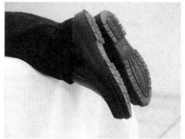

(c) 足部跖屈

图 4-12　SB 调整技术

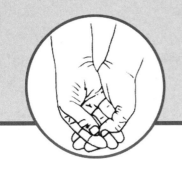

第五章 |

躯体感觉与触诊

颅骶疗法是一种徒手触诊技术,轻柔的手法可以疗愈身心的创伤,整体治疗疾病,提高健康水平。触诊(Palpation or touch)是颅骶疗法的基础,诊断和治疗的成功与失败取决于触诊的技巧和对感觉的解释。苏瑟兰要求他的学生用指尖发展脑细胞或称脑地图(Map of brain),指导学生用手指感觉、观察和思考,这符合近年来"神经可塑性治疗师"的理念。用手触诊时感受身体温度的变化、表面和深部组织的质地,乃至心情和精神状态,使手部的触觉和肌肉运动感觉紧密联系,可以提升感觉能力或影响触疗效果。

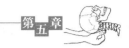

第一节　躯体感觉

感觉是感受器(感官)、脑的相应部位和介于其间的神经通路三部分所联结而成的分析器统一活动的结果。刺激在感受器内换能而引起的神经冲动,由感觉神经传导到大脑皮层的一定部位产生感觉。这是生命活动的一种生物反应模式,即刺激感应性。人与动物的感觉不同,动物的感觉只是自然发展的结果,人类的感觉在复杂的生活条件下和变革现实活动中得到了高度发展,人类的感觉则是自然发展和社会发展的共同产物。

1. 感觉分类

(1) 第一类感觉(外部感觉)

外部感觉有视觉、听觉、嗅觉、味觉和肤觉五种。这类感觉的感受器位于身体表面,或接近身体表面,接受外界物理能量和化学物质的刺激而产生相应的感觉。肤觉也称躯体浅感觉,是具有机械和温度特性的物体作用于肤觉感受器引起的感觉,分为痛、温、触、压四种基本感觉。

(2) 第二类感觉(内部感觉)

内部感觉反映机体本身各部分运动或内部器官发生的变化,这类感觉的感受器位于各有关组织器官的深处(如肌肉、肌腱、关节、骨膜)或内脏器官内部(如消化道、呼吸道、泌尿生殖管道)和心血管的壁内。内部感觉有运动觉、平衡觉、位置觉和内脏觉。

2. 躯体知觉

躯体知觉不是简单的触觉,包括来自皮肤的痛觉、温度觉、触觉、压觉与来自肌肉、肌腱、关节、骨骼的本体感觉的信号,具有特化感受器的复杂阵列和到达中枢神经系统不同区域的大范围投射的特点(图5-1)。躯体知觉有来自皮肤的浅感觉和来自肌肉、肌腱、关节、骨骼的深感觉两部分。

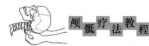
躯干、四肢和头颈的浅、深感觉分别以不同的神经通路向上传导到大脑皮层（图5-2）。

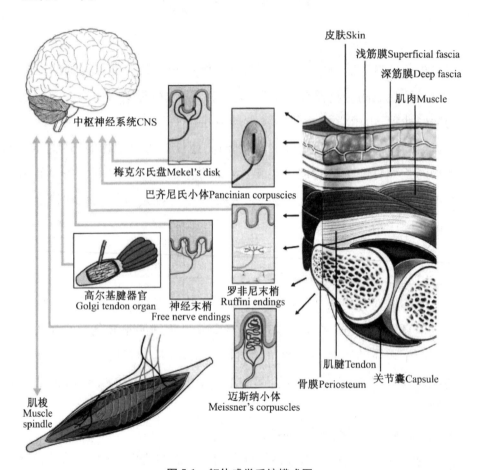

皮肤Skin

浅筋膜Superficial fascia

深筋膜Deep fascia

肌肉Muscle

中枢神经系统CNS

梅克尔氏盘Mekel's disk

巴齐尼氏小体Pancinian corpuscles

高尔基腱器官
Golgi tendon organ

神经末梢
Free nerve endings

罗非尼末梢
Ruffini endings

肌腱Tendon

骨膜Periosteum

关节囊Capsule

迈斯纳小体
Meissner's corpuscles

肌梭
Muscle
spindle

图 5-1　躯体感觉系统模式图

　　躯体感觉系统包括三部分：① 感受器：皮肤、肌肉、肌腱、关节、骨膜；② 感觉传导路：感觉神经节、脊髓灰质后角、丘脑腹后核；③ 大脑皮质躯体感觉区：中央后回和旁中央小叶后部。

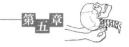

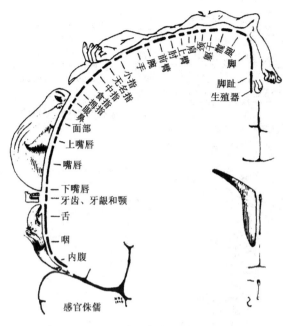

躯体知觉包括来自皮肤的痛觉、温度觉、触觉、压觉和来自肌肉、肌腱、关节、骨骼的本体感觉的信号,具有特化感受器的复杂阵列和到达中枢神经系统不同区域的大范围投射的特点。

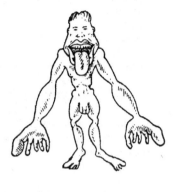

（a）大脑皮层地图　　　　　　（b）感官"侏儒"代表器官的敏感度

图5-2　躯体感觉—大脑皮层投射图

（1）躯干和四肢皮肤的浅感觉传导路

躯干和四肢皮肤的浅感觉是具有机械和温度特性的物体作用于肤觉感受器引起的感觉。经由三级神经元组成的神经通路到达大脑皮层的躯体感觉中枢,解剖学称为浅感觉传导路（图5-3）,产生痛、温、触、压四种基本感觉。第一级神经元胞体位于脊神经节,其周围突分布于躯干和四肢皮肤,中枢突经脊神经后根入脊髓,止于脊髓灰质后角。第二级神经元胞体位于脊髓灰质的后角固有核,从此核发出纤维上升1~2个节段后交叉到对侧,称脊髓丘脑束,继续上行至间脑,止于背侧丘脑腹后核。第三级神经元胞体位于背侧丘脑腹后外侧核,由此发出纤维加入丘脑中央辐射,经内囊后肢投射到大脑皮质中央后回中、上部和旁中央小叶的后部,即躯体感觉中枢。

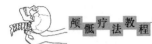
（1）躯干和四肢浅感觉传导路是由三级神经元连接形成的神经通路：①脊神经节；②后角固有核；③背侧丘脑腹后外侧核。

（2）头面部的浅感觉由三级神经元传导：①三叉神经节；②三叉神经感觉核；③丘脑腹后内侧核。

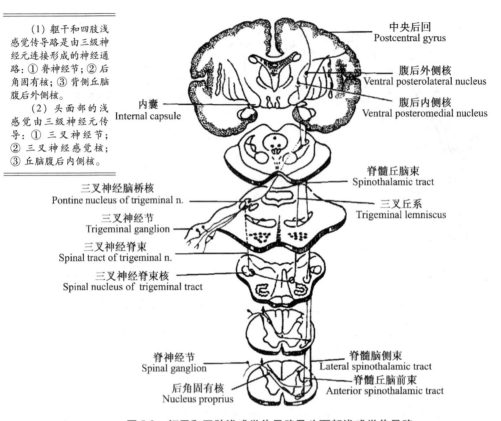

图5-3　躯干和四肢浅感觉传导路及头面部浅感觉传导路

（2）躯干和四肢深感觉传导路

躯干和四肢深感觉的感受器位于组织器官的深处，如肌肉、肌腱、关节、骨膜，经由三级神经元形成的神经通路到达大脑皮层的躯体感觉中枢，解剖学称为深感觉传导路，产生运动觉、平衡觉、位置觉。第一级神经元胞体位于脊神经节，其周围突分布于躯干和四肢肌肉、肌腱、关节、骨膜等，中枢突经脊神经后根入脊髓，在脊髓白质后索内上行，包括薄束和楔束，到达延髓后止于薄束核和楔束核。第二级神经元胞体位于薄束核和楔束核，从此二核发出纤维交叉到对侧形成内侧丘系交叉和内侧丘系，继续上行至间脑，止于背侧丘脑腹后核。第三级神经元胞体位于背侧丘脑腹后外侧核，由此核发出纤维加入丘脑中央辐射，经内囊后肢投射到大脑皮质中央后回中、上部和旁中央小叶的后部，即躯体感觉中枢（图5-4）。

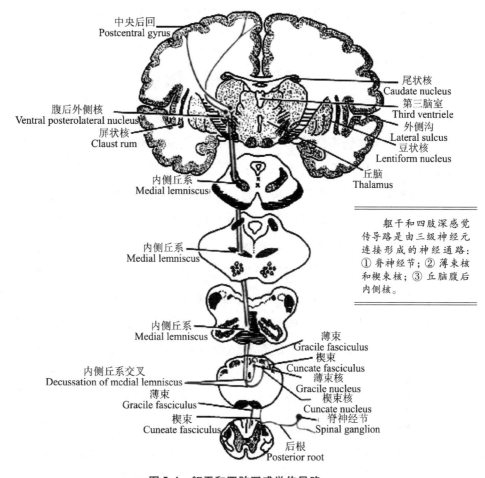

图 5-4　躯干和四肢深感觉传导路

（3）头面部的浅感觉传导路

头面部的浅感觉由三级神经元传导。第一级神经元的胞体位于三叉神经节内,感受器或神经末梢分布于头面部皮肤、眼眶和口、鼻腔黏膜等处,其周围突组成三叉神经分支,中枢突经三叉神经感觉根入脑桥,止于三叉神经感觉核。第二级神经元胞体位于三叉神经脊束核、三叉神经脑桥核,从此二核发出纤维大部分交叉到对侧形成三叉丘系,止于背侧丘脑腹后内侧核。第三级神经元胞体位于此核,由此发出纤维加入丘脑中央辐射,经内囊后肢投射到大脑皮质中央后回下部（图 5-3）。头面部深感

87

觉的传导路径尚不清楚,有研究认为与头面部浅感觉的传导路径相似。

第二节　痛　觉

　　痛觉是机体伤害性感受器(Nociceptor)受到刺激引起的感知觉,其生物学意义是机体内部的警戒系统引起防御性反应,具有保护作用。但是强烈的疼痛会引起机体生理功能的紊乱,甚至休克。痛觉可分为皮肤痛,来自肌肉、肌腱和关节的深部痛,以及来自心血管和内脏器官的内脏痛。诱发痛觉的伤害性刺激有机械刺激、化学刺激(缓激肽、5-羟色胺、组胺)和物理刺激(温度、震动、牵拉等)。疼痛是皮肤、骨关节疾病和软组织损伤的常见症状,肌肉骨骼疼痛的一个常见来源是深部的躯体组织,包括骨膜、关节腔、韧带、肌腱、肌肉和筋膜,反应性肌张力过高、神经卡压等都可以引起疼痛。对痛觉最敏感的是骨膜和关节腔,肌腱和韧带中等敏感,肌肉最不敏感(表5-1)。疼痛是一种情绪和心理的体验,痛反应有较大的个体差异,可以被很多因素放大或缩小。痛觉达到一定程度,通常可伴有某种生理变化和不愉快的情绪反应。躯体深部组织和器官疼痛时可引起牵涉痛(脊节性痛),疼痛部位深,为放射性,常与自主性神经障碍联系在一起,表现为出汗、恶心、面色苍白及晕厥等。痛觉较大的个体差异与产生痛觉的心理因素有很大的关系,影响痛觉的心理因素主要有注意力、态度、意志、个人经验、情绪等。痛觉在民族、性别、年龄方面也存在着一定的差异。疼痛可以大致分为三类:

　　① 刺痛,又称快痛或第一类痛。其特点是感觉鲜明,定位明确,感觉迅速产生又迅速消失,引起较弱的情绪变化。

　　② 灼痛,又称慢痛或第二类痛。表现为痛觉缓慢地加剧,呈烧灼感,定位较差,持续时间较久,感觉难以忍受,常伴有较强的情绪反应。

　　③ 内脏痛和躯体深部痛,多为酸痛、胀痛、绞痛等。此类痛有时很难描述,感觉定位很差,可引起强的情绪变化和内脏、躯体反应,如恶心等。

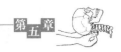

表 5-1　通用疼痛评估量表

<table>
<tr><td colspan="2" align="center">疼痛强度(视觉模拟评分法):
0—1—2—3—4—5—6—7—8—9—10
　0 无痛　　　　　　　　　1-3 轻度疼痛(睡眠不受影响)
4-6 中度疼痛(睡眠受影响)　7-10 重度疼痛(严重影响睡眠)

0　　2　　4　　6　　8　　10
无痛　轻微疼痛　轻度疼痛　中度疼痛　重度疼痛　剧痛</td></tr>
<tr><td>疼痛性质</td><td>□刀割痛　□酸胀痛　□闷胀痛　□撕扯痛　□压榨痛　□牵拉痛
□烧灼痛　□针刺痛　□电击痛　□切割痛　□爆裂痛　□绞痛
□其他_____</td></tr>
<tr><td>伴随症状</td><td>□恶心　□呕吐　□便秘　□腹泻　□瘙痒　□干　□眩晕　□麻木
□抑郁　□焦虑　□发热　□其他_____</td></tr>
<tr><td colspan="2">疾病诊断:

简要病史:

简要查体:</td></tr>
</table>

三阶梯止痛用药	非甾体	(1.1) 塞来昔布胶囊:西乐葆　(1.2) 双氯芬酸钠:英太青 (1.3) 适洛特缓释胶囊:萘普生　(1.4) 布洛芬缓释胶囊:布洛芬 芬必得 (1.5) 乙酰水杨酸:阿司匹林　(1.6) 氨基比林:去痛片 (1.7) 吲哚美辛控释:消炎痛　(1.8) 对乙酰氨基酚:扑热息痛 (1.9) 帕瑞昔布:特耐
	弱阿片	(2.1) 盐酸曲马多:奇曼丁　(2.2) 氨酚待因 (2.3) 可待因 双克因 强痛定
	强阿片	(3.1) 盐酸哌替啶:杜冷丁　(3.2) 氨酚羟考酮:泰勒宁 (3.3) 地佐辛 丁丙诺啡　(3.4) 吗啡控释片:奥施康定 美施康定 (3.5) 吗啡缓释片:美菲康　(3.6) 芬太尼 舒芬太尼

WHO 疼痛治疗的 5 个主要原则: ① 口服给药;② 按时给药;③ 按三阶梯原则给药;④ 用药个体化;⑤ 严密观察患者用药后的变化	第一阶梯:非甾体抗炎药 + 辅助止痛药
	第二阶梯:弱阿片 + 非甾体 + 辅助止痛药
	第三阶梯:阿片类 ± 非甾体 + 辅助止痛药

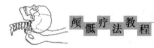

急性疼痛的实际作用不是"惩罚",而是为了提醒机体而发送的危险信号。从生物进化的角度看,疼痛系统是一套奖惩信号系统,是身体无情的警示员。如果人们正在做一些进一步损害本已受伤的事件就进行惩罚(疼痛),而当停止损害性事件就进行奖励(欣快)。早前的观点认为,受伤时感觉神经向大脑发送单向信号,疼痛的强度与受伤程度成正比。也就是说,疼痛对身体受伤程度提交了一份准确的损害报告,大脑的作用就是接受报告。

1956 年,神经学家罗纳德·梅尔扎克(Ronald Melzack)和帕特里克·沃尔(Patrick Wall)发表了一篇疼痛研究历史上最重要的文章《疼痛机制:新理论》(*Pain Mechanisms: A New Theory*),认为痛觉系统遍布脊髓和大脑,大脑不只是被动的接收者,还控制对疼痛的感受,提出了"疼痛闸门控制理论",即疼痛信号通过神经系统从受损组织传递出来时,必须经过从脊髓开始的几道"闸门",经逐级评判后痛觉信息才能传入大脑。急性疼痛就是向大脑发送信号,提醒机体警惕损伤或疾病。

同时,受损会影响身体的组织和疼痛系统的神经元,导致神经性疼痛,也就是中枢性疼痛,形成慢性疼痛。大脑在处理身体各部区域的感觉时,在大脑相应区域得到再现,称作"脑图"或"大脑映射图"。触摸人体表面的某个部位,脑图的对应区就会开始启动放电。身体表面的脑图是按地形学进行组织的,也就是说,身体上的相邻区域在脑图上也是相邻的。如果疼痛脑图的神经元受伤,就会不停地启动放电,发出错误的警报,实际上此时问题已经不是身体的某个部位,而是主要来自大脑。所以,身体痊愈后,疼痛系统仍呈放电状态,急性疼痛转变为慢性疼痛。

疼痛的感知首先取决于刺激、感受器信息和痛觉纤维信息的平衡。触摸、振动及关节肌肉运动可刺激机械感受器,使脑部接受的痛觉信息减弱。其次取决于脑抑制或促进对疼痛的反应。大脑具有切断疼痛的能力,这在近年来的神经可塑性研究中得到证实。

正确(适宜)的按摩(触疗)技术除了对局部组织作用以外,还可以刺激多数机械性感受器,降低深部组织的不适状况。过度的疼痛刺激可以

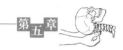

加重局部的炎性反应,引起患者的紧张和反抗,对患者是有害的。临床上将触摸技术与感受(疼痛)程度的描述分为十级,可以在触疗时参考:

① 没有任何不适,只感觉非常轻微的触摸、按压。

② 没有任何不适,只感觉轻度的触摸、按压。

③ 较强的舒适的按压,没有疼痛。

④ 强、稳固的按压但没有疼痛。

⑤ 达到痛阈的强按压感觉,"感觉正好"。

⑥ 感觉好的酸痛,疼痛程度减轻。

⑦ 感觉不好的疼痛,没有好转和减轻的感觉。

⑧ 尖锐的刺痛感,受术者犹豫是否该抱怨"我是否该说痛"。

⑨ 几乎不能控制的强烈疼痛,退缩且抽搐。

⑩ 强烈不可忍受的疼痛。

有许多实践和理论说明机体软组织对触摸产生反应。最有说服力的理论之一认为,肌筋膜疼痛是由自身永久性的神经肌肉反馈环路引起的,触摸刺激可能干扰这个环路,因而恢复正常功能。根据所选择的技术,对功能障碍的组织使用手法干扰这个反馈过程,使神经反应发生某些变化,从而使受影响的组织本身的功能发生变化。手法干扰可能采用局部按压、缺血、被动牵张或被动压缩等形式,或这些方式同时或按顺序相继实施的联合形式。反复的精神体验使大脑处理该体验的神经元产生结构性改变,令神经元之间的突触连接更为强健。当连接上的神经元反复从事同一活动,就会启动发放更快、更强、更准确的电信号。

第三节　触觉训练

触觉(Tactile sense)为生物感受本身特别是体表的机械接触(接触刺激)的感觉,是由压力或牵引力作用于触觉感受器而引起的。当作为适宜刺激的外力持续作用或强度达到比较深层的情况下,就称为压觉。若

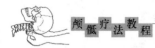

以神经放电的记录做明确的区分,对持续性刺激神经放电就称为压觉,而非持续性的少量放电就称为触觉。研究人员认为,从进化的历程看触觉比压觉更高级。人皮肤的触压觉感受器有四种触觉小体与毛根游离神经末梢(触须),压觉感受器帕氏小体也存在于皮下各组织里,与深部感觉有关系(图5-1)。

术者在触摸受术者身体的课程里,形成特殊的感受或相互"观照",受术者接受触摸肌肤发生反应,在理解术者的意图中放松机体,引发神经通路的开启和快乐激素的释放。术者在触摸受术者身体时,双手下精细的解剖结构化为脑海中的浮雕,努力将自己的意愿满足受术者身体的需求。所以说,诊断和治疗的成功与失败取决于触诊的技巧和对感觉的解释。

术者在触觉训练中强化对皮肤、肌肉、关节和神经的感应,辨识感觉层次,调整大脑感觉神经的灵敏度,改善脑处理感觉资讯的构成和方法。感觉训练包括皮肤粗略触压觉、皮肤精细触觉、肢体位置感觉及肢体运动觉等。

1. 呼吸训练

在神志最清醒、感觉最敏锐的时候,选择一个安静的地方坐下,放松身体各部,并保持脊柱挺直。将注意力集中在呼吸上,注意呼气和吸气时空气出入鼻孔的感觉和空气的速度、温度、湿度及其变化。慢慢吸气,稍停后(屏气)慢慢呼出,注意胸廓和腹部的运动,专注力放在鼻尖上,留意每一次呼吸时出现的不同感觉,不断将意念收回到当下(Present)。随着对呼吸程序的熟悉,可以加长每一次的吸气、屏气和呼气的长度。每次呼吸训练持续5~10min,长期坚持可促进脑部神经同步化的进程,有利于身心健康。

2. 身体图式的意念操控

身体图式的意念操控又称内视(Inward vision)。在神志最清醒、感觉最敏锐的时候,选择一个安静的地方坐下,放松身体并保持脊柱挺直。闭眼,意念操控眼光,先将专注点放在足尖,开始用目光扫描身体,随着空气吸入鼻腔,目光从下向上扫视(足部、小腿、大腿、盆部、腹部、胸部、颈部、鼻腔顶),稍停(屏气),注意力集中于"印堂"。然后呼气,随着空气呼出,目光从颅顶沿两侧向下扫视,到两侧肩部、臂部、肘部、手,注意力集中于

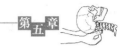

指尖。感觉手掌的温度、血液的流动,尤其是指尖和末节指腹十分敏感,好像有能量从指端缓缓流动。

有趣的是,几年前学者发明了一种极为敏感的磁场测量仪器,称为超导量子干涉仪(Superconducting quantum interference device, SQUID),第一次使测量人体周围的磁场成为可能,研究人员发现在人体的各个部位中手的磁场强度最高。麻省理工学院的研究发现,手甚至可以检测到没有任何视觉刺激的情况下光的运动,进一步提供给人们触摸能力范围的检测指标。

3. 触摸

"Palpation"和"Touch"的中文意思都是"触摸","Palpation"的触摸是静态的触摸,如中医师在腕部触摸桡动脉叫作号脉;"Touch"是动态的触摸,如内科医生做腹部触诊。生命的特征是流动、波动和运动的。运动是细胞、组织、器官、整体的反应,以适应环境的变化。体液包括血液、淋巴液和组织液,有固定的流动性。器官有收缩、运输和排放等蠕动。触诊感受组织器官的运动,包括能动性(Mobility)和原动性(Motility)。治疗师徒手触诊重点关注活体结构,如不同的温度、体表的湿度、身体表面的状况、深部组织的状况、组织的密度和弹性、组织紧张或功能异常的中心点、轻微的原动和能动与组织的能量流动等。

(1)温度

用手接触或不接触身体,分辨冷、凉、温、热、烫的温度。触摸时,温度低于体温,为"凉",温度越低,凉度越大,以至为"冷"。温度略高于体温为"温",温度偏高为"热",温度越高,热度越大。温度过高为"烫",触摸和非接触都能感受到。

(2)干、湿度

以手接触身体裸露部位的皮肤,如面部、手部、足部等,辨别干燥和湿润的程度,认知干、润、湿的感觉。

(3)软、硬度

用手触摸物体,训练软和硬的感觉。物体受外力作用有形状的改变或触感疏松,为"软";物体受外力作用没有形状的改变或触感坚实,为

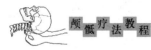
"硬"。以手分别触摸、抓握、按压或脚踏身体的不同部位,感受不同部位组织器官的软硬和柔软度,体会软和硬的感觉和差别。

（4）光滑与粗糙

身体表面平整细密为"光滑",光滑的部分摩擦力较小;身体表面不光滑为"粗糙"。分别体验光滑和粗糙的手感和脚感。

（5）形状质地

触摸器官或部位,无论是在体表、皮下还是在深部,辨别物体的平面的或立体的形状。通过触觉辨别物体的质地,如实体的、中空的、囊性的等。

第四节　触　诊

触诊是术者用手触摸进行体格检查的方法。通过触、摸、按、压受术者局部,以了解体表(皮肤及皮下组织等)、深部结构(肌、腱、筋膜和韧带)及脏器(心、肺、肝、脾、肾、子宫等)的物理特征,如大小、轮廓、硬度、触痛度、移动度及液动感等,可以帮助术者对检查部位及脏器是否发生病变提供直观的重要依据。触诊时必须紧密结合解剖部位及脏器、组织间的关系进行分析方有诊断价值。

1. 常用触诊方法

触诊前应教会受术者进行深而均匀的腹式呼吸。检查时要注意患者的表情,尤其要检查压痛、反跳痛等表现。触诊可用于检查身体任何部位,在腹部检查时尤为重要。患者取平卧位,双下肢屈曲,使腹肌放松后进行触诊;可取右侧卧位触诊脾脏;取直立位、上身稍前倾以触诊肾脏。触诊时,术者应以整个手掌平放在受术者腹部,手应温暖,动作要轻。于过凉或用力过大、过猛,可能造成腹肌紧张,使触诊检查不能顺利进行。触诊应先从正常部位开始,逐渐移向病变区域,最后检查病变部位,检查压痛及反跳痛要放在最后进行。一般常规体检先从左下腹开始,按逆时针方向,由下而上、先左后右、由浅入深,将腹部各区仔细进行触诊,并注

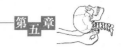

意比较病变区与健康部位。

（1）直接感触法

以手掌或手指直接轻置于体表被检部位,以感觉被检查部位的温度高低、有无细震颤或搏动感等,主要用于体表检查。

（2）浅部触诊法

将右手放在被检查部位,以掌指关节和腕关节的运动,进行滑动按、摸以触知被检查部位有无触痛或异常感觉。常用以检查皮下结节、肌肉中的包块、关节腔积液、肿大的浅表淋巴结、胸腹壁的病变等。检查时除注意手法轻柔外,还应观察有无压痛、抵抗感及搏动等,如有肿块应注意其大小与邻近脏器之间的关系等。

（3）深部触诊法

用一只手或双手重叠在被检查部位逐渐加压向深层触摸,借以了解被检查部位深部组织及脏器的状况。常用于腹部位检查,了解腹腔及盆腔脏器的病变。

2. 特殊触诊手法

（1）滑行触诊法

受术者应平卧屈膝、放松腹肌以平静呼吸,术者以手掌置于腹壁,利用食、中、无名指的掌指运动,向腹部位深层滑动触摸,对被触及的脏器或肿块做上下、左右滑动触摸,了解其形态、大小及硬度等。此法常用于检查胃肠道病变是否有腹部包块。

（2）深插触诊法

以1~3个手指逐渐用力深插被检查部位,以了解有无局限触痛点及反跳痛。

（3）双手触诊法

用左手置于被检查部位的背面(腰部)或腔内(阴道、肛门),右手置于腹部进行触摸。可用于检查肝、脾、肾、子宫等脏器。

（4）冲击触诊法

用3~4个并拢的指端,稍用力急促地反复向下冲击被检查局部,通

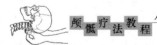

过指端以感觉有无浮动的肿块或脏器。此法用于有大量腹水且伴有脏器肿大或肿块的患者,因急促冲击下触诊可使腹水暂时移开而较易触知腹水内的脏器或肿块。

3. 触诊内容

主要检查腹壁紧张度、有无压痛和反跳痛、腹部包块、液波感及肝脾等腹内脏器情况。

（1）腹壁紧张度

正常人腹壁柔软无抵抗；某些病理情况下,全腹或局部紧张度增加、减弱或消失。

（2）压痛及反跳痛

正常腹部在触诊时一般不引起疼痛,如由浅入深按压发生疼痛,称为压痛。出现压痛的部位多表示所在内脏器官或腹膜有病变存在,如炎症、结核、结石、肿瘤等病变引起。

用1～2个手指(多用拇指)逐渐用力压迫腹部某一局限部位后,手指可于原处稍停片刻,给受术者短暂的适应时间,然后迅速将手抬起,如此时受术者感觉腹痛加重,并有痛苦表情,称为反跳痛(Rebound tenderness),表示炎症已波及腹膜壁层。临床上把腹肌紧张、压痛及反跳痛统称为腹膜刺激征,是急性腹膜炎的可靠体征。

（3）腹部包块

腹腔内脏器的肿大、异位、肿瘤囊肿或脓肿、炎性组织粘连或肿大的淋巴结等,均可形成包块。如触到包块,要鉴别其来源于何种脏器,是炎症性还是非炎症性,是实质性还是囊性,是良性还是恶性,在腹腔内还是在腹壁上。左下腹包块要注意与粪块鉴别。

4. 中医触诊

触诊是术者用于对受术者肌肤、四肢、胸腹等病变部位进行触摸按压,分辨温、凉、润、燥、软、硬、肿胀、包块及受术者对按压的反应,如疼痛、喜按、拒按等,以推断疾病的部位和性质。

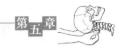

（1）触诊注意事项

检查前术者要向受术者说清楚触诊的目的，消除受术者的紧张情绪，取得受术者的密切配合。

术者手应温暖，手法应轻柔，以免引起肌肉紧张，影响检查效果。在检查过程中，应随时观察受术者的表情。

受术者应采取适当体位，才能获得满意的检查效果。通常取仰卧位，双手置于体侧，双腿稍曲，腹肌尽可能放松。检查肝、脾、肾时也可嘱受术者取侧卧位。

触诊下腹部时，应嘱受术者排尿，以免将充盈的膀胱误认为腹腔包块，有时也须排便后检查。

触诊时术者应手脑并用，边检查边思索。应注意病变的部位、特点、毗邻关系，以明确病变的性质和来源。

（2）皮肤触诊

辨别温、凉、润、燥及肿胀等。皮肤的温凉，一般可以反映体温的高低，但需注意热邪内闭时胸腹灼热而四肢、额部不甚热，甚至皮肤欠温，可以反映有汗、无汗和津液是否耗伤，如皮肤湿润，多属津液未伤；皮肤干燥而皱缩，是伤津脱液，气阴大伤，久病皮肤十分干燥，触之刺手，称为肌肤甲错，为阴血不足瘀血内结。皮肤按之凹陷成坑，不能即起的是水肿；皮肤臃肿按之应手而起者，为气肿，虚胖。

（3）四肢触诊

四肢欠温是阳虚的一种表现；四肢厥冷是亡阳或热邪内闭；身发热而指尖独冷，可能是亡阳虚脱或热闭痉厥的先兆；手足心热是阴虚发热的一种表现。此外，四肢触诊还应注意检查四肢的瘫痪或强直。

（4）胸部触诊

诊虚里，可辨疾病的轻重。虚里的跳动（即心尖冲动），在胸部左乳下第四、五肋间，内藏心脏，为诸脉之本。凡按之应手，动而不紧，不缓不急，是宗气积于胸中，为无病之征。其动微而不显，为宗气内虚。若动而应衣，为宗气外泄之象。若动甚仅是一时性，不久即复原，则多见于惊恐

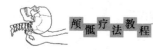

或大醉后。正常情况下胖人跳动较弱,瘦人跳动较强,不表示病态。按心下,即按胸骨以下的部分的软硬压痛与否,心下按之硬而痛的,是结胸,属实;按之濡软而不痛的,多是痞证,属虚。

（5）腹部触诊

辨别病变的部位、腹痛及症瘕积聚的性质。病变在脘腹(中上腹)属胃,在两胁下(左右侧腹)属肝胆,在脐周围属胃或大小肠,在小腹属肝、膀胱或肾。按压后疼痛减轻的(喜按),多属虚痛;按压后疼痛加剧的(拒按),多属实痛、热痛。腹部有块物,按之软,甚至能散的,称为瘕或聚,多属气滞;部位固定,按之较坚,不能消失的称为癥积,多属瘀血、痰、水等实邪结聚而成。

（6）按俞穴脏腑病变

通过在经络俞穴上触诊,可以在相应的体表穴位出现反应,发现结节、条索状物、痛点或反应过敏点,可以作为某些疾病的辅助诊断。如肝炎患者在期门和肝俞穴有压痛,胆囊疾病的患者在胆俞穴有压痛,胃及十二指肠溃疡的患者在足三里穴有压痛,急性阑尾炎的患者在阑尾穴(足三里下一寸)有明显压痛等。

第五节　颅骶触诊训练

1. 触觉训练

① 训练手指的感觉:放一根头发在电话簿上,翻过一页盖上,触摸头发,体会感觉。可逐渐增加页数,触摸头发,体会感觉,直到不能摸出头发为止。

② 闭上眼睛触摸各种由别人传来的物件,如纽扣、钥匙、皮夹等物体,并描述这些物体的特征,比较不同物件的感觉。

③ 闭上眼睛触摸单块的颅骨,尽可能详细地描述骨的特征,特别注意与其他骨连接的部分,并且说出具体骨的名称,以及尽量说出骨上的解

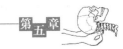

剖结构。

④ 回到活体上,触摸相同的骨,感觉形态、缝连接、组织的状态和运动。戴上乳胶手套后再触摸一遍,比较两种情况下的手感。

⑤ 将手放在自己身体的某一个部位,如胸部或腹部,训练对不同层次组织结构的感觉,如皮肤、皮下组织(浅筋膜)、肌层、器官及其附件等。

⑥ 将手放在胸廓下口的两侧肋弓,感觉呼吸运动,注意吸气期和呼气期胸廓的运动,几个呼吸周期后,感觉呼吸平稳。再在胸廓下口感觉心的活动,注意心脏搏动的频率、强度、有无异常搏动等。再将注意力回到呼吸运动,在呼吸与心跳间交替转换几次,充分感受呼吸与心跳的节律感,体验触诊产生的整体的振荡感。

⑦ 合抱一个正在充气的球,双手停在球的表面几分钟,感觉气球的扩张和缩小。由其他人抛球,活动的球传到自己的手上后感受球的振荡感。

⑧ 触摸颅骶节律,要相信自己的直觉,闭上眼睛,使自己静下来。比较心跳和呼吸的感觉,然后排除心跳和呼吸的影响,专注于颅骶节律。简单地将手放在相应的部位等待,等待自己的手告诉自己"发生了什么"。这时自己的意图在脑海中浮现,通过自己的双手传递给受术者,影响或改变受术者的生理功能和心理状态。

2. 分辨组织、流体和能量

在颅骶治疗中区别各种组织、流体和能量的运动是非常有用的。选择一个安静的场所,静下心,取坐位,双手放在大腿上,分层感受大腿的组织结构与运动,分辨皮肤、皮下组织、肌肉和股骨。

组织有结缔组织、肌肉和骨骼,组织与流体的运动方式是不同的,每一种组织都有自身独特的能动性(Mobility)和原动性(Motility)运动方式,可拉伸、有弹性,表现为曲折、紧张感。

体液包括体内所有的流体系统,其中水占体重的65%,就如一个水性的、咸的液体包装袋,所有的细胞都沐浴其中。虽然体液间有不同的隔间,但各种体液有固有的连续性,就如潮汐一样充满和排空。体液有流动和旋转的特点,表现为扭曲和张力,这是一条很好的切入机体的潮流路线。

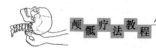

潜能(Potency)是颅骶疗法用来描述体内能量(Energy)的一个概念,不常用于日常生活所指的含义。潜能是一种潜在感和内在力量的火花,是一种轻柔的、火热的、风一样的、雾一样的体验,经验会给出机体自己对能量的感觉的语言描述。

3. 贝克尔三步法(Becker's three-stage process)

贝克尔提出颅骶触诊三步法,接收来自受术者的讯息,感受颅骶运动,借此评估受术者的身体的生理或病理状况。

(1) 寻求(Seeking)

第一步涉及各种组织、体液和能量的运动,这些运动寻求自然的平衡状态,辨别各种力量之间的相互关系。

(2) 设置(Setting)

第二步注意当机体达到一种平衡状态时出现的暂停或静止,也即平衡状态时所发生的事情,机体开始计划下一步的行动(活动与运动)。

(3) 重组(Reorganization)

第三步是机体恢复平静呼吸,通过平静呼吸更充分地表达各种组织运动的平衡和对称。

4. 颅骶触诊技巧训练

① 骶骨开始:接触骶骨,等待整体转变。

② 组织对话:集中意识,感知能否感觉到骶骨骨性特点,然后感受骶骨连接的韧带连接整个脊柱椎骨。

③ 流体动感:感知流体的流动,如血液充满于骶骨,向骶管和椎管走行。开始了解脑脊液,感觉整个流体的膨胀和收缩。充分体验对液体的感觉。

④ 激发潜能:将意识转换为能量,液体的、闪烁的、带电的,感知整个生物圈—身体周围的磁场。

⑤ 移到枕骨:用一点时间与枕骨建立联系,感觉枕骨的组织、液体或能量。体验触觉小体作为统一拉伸场的组织者,与组织、流体和能量一起运动。

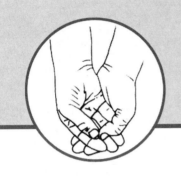

第六章 |

颅的结构与功能

头部以颅骨为支架,藉眶上缘、颧弓上缘、外耳门上缘至乳突的连线为界,分为后上方的颅部和前下方的面部。除下颌骨与两侧颞骨形成一对颞下颌关节外,其他颅骨间形成直接连接,包括缝连接、软骨和骨性结合,颅顶部分以缝连接为主,颅底部分以软骨和骨性结合为主,形成一个整体结构——颅(Skull),具有支持、保护和运动的功能。

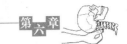

第一节　颅　骨

成人有23块颅骨(含舌骨),彼此借骨连接构成颅,位于脊柱上方,按位置可以分为脑颅骨和面颅骨。

1. 脑颅骨

脑颅骨又称神经脑颅骨(Neural cranium),有8块,即单块的额骨、筛骨、蝶骨和枕骨,以及成对的顶骨和颞骨。脑颅骨连接起来围成颅腔,其间容纳脑及其被膜和血管。连接起来的脑颅骨可被人为地分为颅盖和颅底两部分(图6-1)。颅盖各骨均属扁骨;前方为额骨,后方为枕骨;在额、枕骨之间是左、右顶骨;两侧前方小部分为蝶骨大翼,后方大部分为颞骨鳞部。

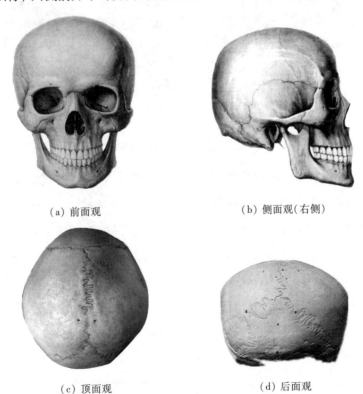

(a) 前面观　　　　　　　　　　　(b) 侧面观(右侧)

(c) 顶面观　　　　　　　　　　　(d) 后面观

图6-1　颅骨

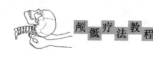
2. 面颅骨

面颅骨又称内脏脑颅骨(Visceral cranium),有15块,即单块的下颌骨、犁骨和舌骨,以及成对的上颌骨、颧骨、腭骨、鼻骨、泪骨、下鼻甲。面颅骨连接起来构成眼眶、骨性鼻腔、骨性口腔,形成颜面的支架,容纳相应的器官和结构(图6-1)。

3. 颅的解剖生理学特点(图6-2)

① 颅顶大部分为扁骨,其结构分为外板、板障和内板,形成"三明治"样结构。其充分利用了轻量化的空心结构和简化分级结构,层级平面数量的增加会优化结构,提高骨材料的使用效率,具有更强的抗压力性能。

① 颅骨的内外板夹板障的"三明治"结构;② "缝"相对面的锯齿样结构;③ 整颅的球形"薄壳"结构。

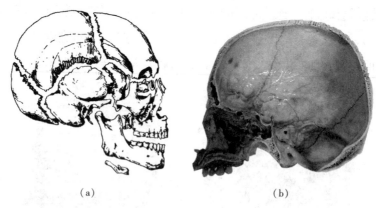

　　　　(a)　　　　　　　　　　　　　(b)

图6-2　颅的球形"薄壳"结构特点

② "缝"相对面的锯齿样连接,成倍地扩大了骨间的接触面,缝内按压力和张力方向排列的纤维增加了对力的吸收和耗散。在小儿骨缝可稍分离,随着年龄增长,骨缝逐渐由内向外形成骨性愈合,因此,骨缝的愈合程度可以作为判断年龄的一种指标。成人颅顶各骨之间以锯齿形的颅缝相嵌合,将颅骨牢固联结成一个整体。

③ 颅顶骨呈圆顶状,并有一定的弹性。整颅球形的"薄壳"结构,曲面构件能充分利用骨材料强度,承受各种产生于中面内的力,壳外部某一部分受到的压力便均匀地扩散给其他部分,可以巧妙地相互"抵消"来自受力点的压力。"薄壳"结构能将承重与围护两种功能融为一体。受外力打击时常集中于一点,成人骨折线多以受力点为中心向四周放射;而

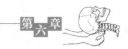

小儿颅顶骨薄而柔软、弹性较大,故外伤后常发生凹陷性骨折。

4. 颅缝

根据颅骨的标志对骨缝进行定位(图6-3):

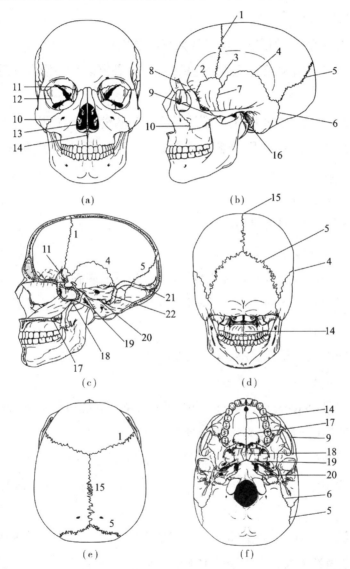

1—冠状缝;2—蝶额缝;3—蝶顶缝;4—颞鳞缝;5—人字缝;6—枕乳缝;7—蝶颞缝;
8—额额缝;9—颞颧缝;10—颧颌缝;11—眶鼻板;12—蝶骨大翼;13—犁骨;14—腭
中缝;15—矢状缝;16—颞下颌关节;17—腭横缝;18—犁蝶结合;19—蝶枕结合;
20—岩下沟;21—横窦沟;22—乙状窦沟

图6-3　颅缝

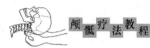

① 两耳尖向上的汇合点是矢状缝的中点(百会穴),向前与冠状缝相交,向后与人字缝相交;

② 从矢状缝与冠状缝的交点(前囟),沿着冠状缝向两侧摸到翼点(太阳穴,蝶囟);

③ 在翼点(太阳穴)触摸蝶骨大翼的颞面;

④ 从翼点沿顶颞缝摸到顶枕颞结合点(乳突囟),再沿乳突后缘摸到乳突尖;

⑤ 从乳突后缘向上,沿人字缝摸到与矢状缝的交点(后囟);

⑥ 触摸眼眶的四周,外侧是颧骨,内侧是鼻骨,上方是额骨,下方是上颌骨。

5. 颅缝的功能

① 允许微小但重要的移动;

② 允许颅骨生长和改建;

③ 将各颅骨连接并整合成整体,执行与颅内硬脑膜相关的功能;

④ 吸收外力和动能,从而提供抵抗和保护以对抗机械因素,如风吹、水瀑和压缩等;

⑤ 围生期可塑性缓解,易于通过产道。

6. 颅部重要的体表标志(图6-4)

① 眉弓(Superciliary arch):位于眶上缘上方的弓形隆起,此处皮肤表面长有眉毛。眉弓适对大脑额叶的下缘。

② 眉间(Glabella):位于两眉弓之间的中点。

③ 额结节(Frontal tuber):为额骨外面最突出部。深面适对大脑额中回。

④ 颧弓(Zygomatic arch):由颧骨的颞突和颞骨的颧突共同构成,平颧弓上缘相当于大脑半球颞叶前端的下缘。颧弓下缘与下颌切迹之间的半月形中点,为咬肌神经封闭及上、下颌神经阻滞麻醉的进针点。

⑤ 翼点(Pterion):位于颧弓中点上方约3.0cm处,为额、顶、蝶、颞四骨相汇合处,多数呈"H"形,少数呈"N"形。翼点内面有脑膜中动脉前

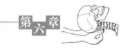

支经过,此处遭受暴力打击时,骨折碎片可伤及此动脉,形成硬膜外血肿。

⑥ 星点(Asterion):位于颅后部两侧,是顶、枕、颞三骨在乳突根后上方的交汇点。相当于外耳门上缘与枕外隆凸连线上方1.5cm、外耳道中心点后约3.5cm处。星点适对内面横窦转折为乙状窦处。

⑦ 乳突(Mastoid process):位于耳垂后方。乳突后部的内面为乙状窦沟,容纳乙状窦。

⑧ 枕外隆凸(External occipital protuberance):位于枕骨外面中部的隆起,其内面为窦汇。枕外隆凸的下方有枕骨导血管,颅内压增高时此导血管常扩张。颅后窝开颅术若沿枕外隆凸作正中切口时,注意勿伤及枕骨导血管和窦汇,以免导致大出血。

⑨ 上项线(Superior nuchal line):是由枕外隆凸向两侧延伸的弓形骨峰,其深面为横窦。

⑩ 前囟点(Bregma):又称额顶点,自眉间向后13cm处,为冠状缝与矢状缝汇合处,故又称冠矢点。新生儿前囟位于此点,前囟膨出是颅内压增高的体征。

⑪ 人字点(Lambda):又称顶枕点,位于枕外隆凸上方约6cm处,为矢状缝和人字缝的交点处。新生儿后囟位于此点。

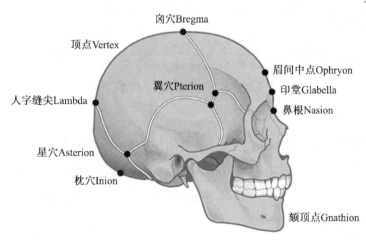

图6-4　颅骨的体表标志

重要的颅骨的体表标志:

星穴:顶骨、颞骨、枕骨连接处;

囟穴:冠状缝与矢状缝交汇处;

人字缝尖:人字缝与矢状缝交汇处;

枕穴:枕外隆凸;

翼穴:顶骨、颞骨、额骨和蝶骨连接处;

鼻根:额鼻缝的中点;

印堂:两侧眉弓之间、额缝下端的光滑区;

眉间中点:前额中线鸡冠上方的点;

顶点:颅顶最高的点;

额顶点:下颌骨体下缘中点。

第二节　颅骨骨缝的解剖

　　颅由 23 块颅骨连接而成,除颞下颌关节为滑膜关节外,其余相邻颅骨间借纤维(缝)、软骨和骨性融合连接。颅骨骨缝由结缔组织纤维构成,骨缝中存在多种神经末梢,尤其是具有本体感受器功能的神经末梢,这是联系骨缝开闭与脑脊液产生速率的关键(神经反射回路的基础)(图 6-5)。骨缝的开放、闭合和移动,使颅腔适应脑脊液流量的变化。

> 骨缝开闭与脑脊液产生速率的关键(神经反射回路的基础)。

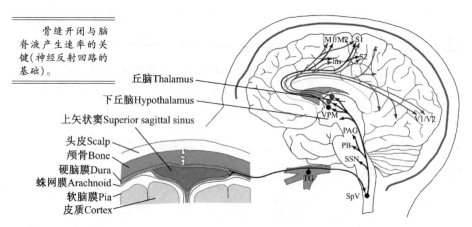

丘脑 Thalamus
下丘脑 Hypothalamus
上矢状窦 Superior sagittal sinus
头皮 Scalp
颅骨 Bone
硬脑膜 Dura
蛛网膜 Arachnoid
软脑膜 Pia
皮质 Cortex

M1/M2—运动区;S1/S2—感觉区;V1/V2—视区;TG—三叉神经节;SpV—三叉神经脊束核;SSN—上泌涎核;PB—臂旁区;PAG—导水管周围灰质;VPM—腹后内侧核

图 6-5　颅缝、硬脑膜及血管的三叉神经上行(感觉)通路

　　1. 颅缝的结构

　　骨缝是颅骨间相对矿化骨缘之间的结缔组织连接,由五层结构和内外两层骨膜构成,形态和结构接近关节(平面关节)。这五层结构从一侧骨缘到另一侧依次是一侧成骨层、纤维包囊层、中间结缔组织层、另一侧纤维包囊层、另一侧成骨层(图 6-6)。

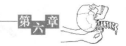

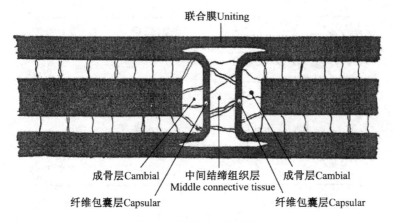

图 6-6　颅缝的一般结构

骨缝是颅骨生长发育过程中主要的生长中心之一,骨缝的生长促使颅骨骨骼长度、宽度和厚度三维空间的增加。骨缝同时也是外界机械应力的缓冲区,在受到外界压力刺激时,缝组织发生形变,引发一系列细胞生物学反应,这也会导致骨缝的适应性改建。外力作用于骨缝,实际上是间接作用于骨细胞,骨细胞将各种机械信号转化为生物化学信号传导给成骨细胞和破骨细胞,后两者发挥效应,引起骨的改建。这不仅是颅骨生长发育和改建的解剖生理学基础,而且是徒手颅骨整形的生物力学基础。

2. 颅缝的形态

一些研究者依据相邻骨的连结形式,将颅缝分为齿状型、鳞状型、混合型等(图6-7)。也有通过颅外的形态观察将其分为直型、微波型、深波型、锯齿型和复杂型等。颅骨骨缝出生时为纤维结缔组织连结,随年龄增长,自内板向外板逐步骨性愈合,其间形态变化较大,结构趋于复杂。采用豪泽(Hauser)等推荐的三项指标评价颅顶骨缝的方法,对包括骨缝大小、基本形态、二级结构三方面进行观察(图6-8)。

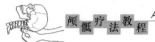
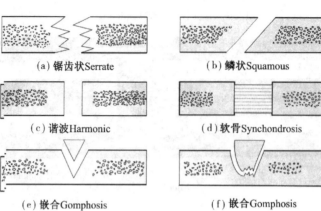

（a）锯齿状Serrate　　　　　（b）鳞状Squamous

（c）谐波Harmonic　　　　　（d）软骨Synchondrosis

（e）嵌合Gomphosis　　　　　（f）嵌合Gomphosis

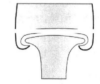

（g）夹板Schindylesis

图6-7　颅缝的类型

观察颅顶骨缝,即一级结构(骨缝大小、基本形态)和二级结构。

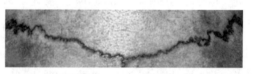

（a）冠状缝

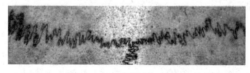

（b）冠状缝

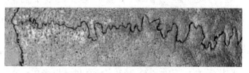

（c）矢状缝

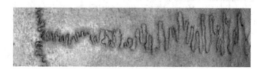

（d）矢状缝

图6-8　颅缝的形态

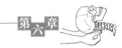

3. 颅缝的运动

颅骨缝连接可以看成平面关节,当受力时可做"齿轮样、铰链样、滑动样"等几种运动,以适应颅骨的受力状况(图6-9)。颅骨缝连接的软组织正是颅骨微移动的解剖学基础。颅骶技术中,骨缝中间的软组织放松是调节目标骨的直接力—骨传导的前提条件,由此可以直接影响到与之相连的脑膜系统,并间接影响脑脊液的流动。

颅骨及其连接的结构特点充分体现了"稳固"与"运动"功能的完美结合,这是人体在长期的进化过程中发展而来的。设想一下,要是颅只有"稳固"而没有"运动",脑能适应颅内压的变化吗? 人们不得不感叹造物主的力量——"物竞天择""道法自然"。

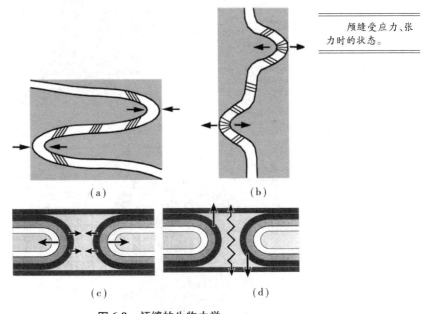

颅缝受应力、张力时的状态。

(a) (b)

(c) (d)

图6-9 颅缝的生物力学

4. 颅缝的神经分布

颅顶部分和颅底部分分别有不同的神经分布,颅缝内有躯体感觉神经和内脏神经。

(1) 经颅腔外分布于颅缝的神经

在颅腔外的神经,分别来自三叉神经的眼神经、上颌神经和下颌神经

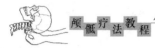
的分支,以及来自颈丛的耳大神经、枕小神经和颈神经后支(枕大神经)等(图 6-10)。这些神经分布到颅外头皮和颅骨外膜,一些分支进入颅缝。

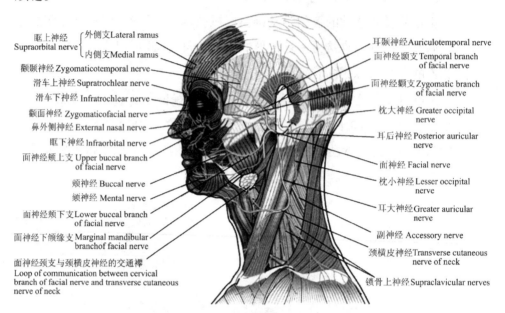

眶上神经 Supraorbital nerve ── 外侧支Lateral ramus / 内侧支Medial ramus
颧颞神经 Zygomaticotemporal nerve
滑车上神经 Supratrochlear nerve
滑车下神经 Infratrochlear nerve
颧面神经 Zygomaticofacial nerve
鼻外侧神经 External nasal nerve
眶下神经 Infraorbital nerve
面神经颊上支 Upper buccal branch of facial nerve
颊神经 Buccal nerve
颏神经 Mental nerve
面神经颊下支 Lower buccal branch of facial nerve
面神经下颌缘支 Marginal mandibular branch of facial nerve
面神经颈支与颈横皮神经的交通襻 Loop of communication between cervical branch of facial nerve and transverse cutaneous nerve of neck

耳颞神经 Auriculotemporal nerve
面神经颞支 Temporal branch of facial nerve
面神经颧支 Zygomatic branch of facial nerve
枕大神经 Greater occipital nerve
耳后神经 Posterior auricular nerve
面神经 Facial nerve
枕小神经 Lesser occipital nerve
耳大神经 Greater auricular nerve
副神经 Accessory nerve
颈横皮神经 Transverse cutaneous nerve of neck
锁骨上神经 Supraclavicular nerves

(a) 头面部神经支配

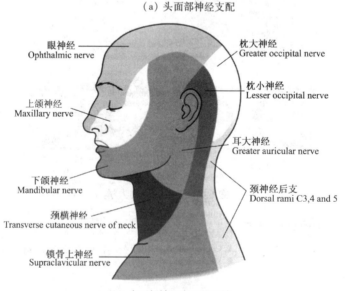

眼神经 Ophthalmic nerve
上颌神经 Maxillary nerve
下颌神经 Mandibular nerve
颈横神经 Transverse cutaneous nerve of neck
锁骨上神经 Supraclavicular nerve
枕大神经 Greater occipital nerve
枕小神经 Lesser occipital nerve
耳大神经 Greater auricular nerve
颈神经后支 Dorsal rami C3,4 and 5

(b) 头面部神经支配的区域

图 6-10 头面部感觉神经分布

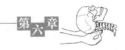

① 耳前组

滑车上神经(Supratrochlear n.)为三叉神经第一支眼神经所发出的额神经的一个终支,在距中线 2.0mm 处经眶上缘上行,分布于近中线处的皮肤。

眶上神经(Supraorbital n.)为额神经的另一终支,经眶上切迹到达前额和颅顶,直至人字缝处的皮肤,还发出小支支配额窦。滑车上神经和眶上神经都是眼神经的分支,所以三叉神经痛患者在眶上缘的内、中 1/3 处有压痛。

颧颞神经(Zygomaticotemporal n.)为上颌神经在眶内发出的颧支,穿过颧骨额突后方的颞筋膜,分布于颞区前部的皮肤。

面神经颞支(Temporal branch of facial n.)经腮腺的前上方走出,发出小支至额肌、耳上肌、耳前肌及眼轮匝肌上部,并有吻合支与三叉神经的颧颞神经相连。

耳颞神经(Auriculotemporal n.)是三叉神经第三支下颌神经的分支,于颞下窝发出后,在腮腺上端穿出,紧靠耳廓前方上行,分布于耳廓上部、外耳道、鼓膜前部及颞区和头侧部的皮肤,可在耳轮脚前方进行局部阻滞麻醉。

② 耳后组

耳后神经(Posterior auricular n.)是面神经刚出茎乳孔后立即发出的小支,紧靠耳根后面弯曲上行,分布于枕肌、耳后肌及耳上肌的一部分。

耳大神经(Greater auricular n.)是颈丛的分支,来自第 2、3 颈神经,分布于耳廓后面、耳廓下份前后面和腮腺表面皮肤。

枕小神经(Lesser occipital n.)是颈丛的分支,来自第 2、3 颈神经,分布于颈上部、耳廓后面及邻近的颅顶皮肤。

枕大神经(Greater occipital n.)为第 2 颈神经后支的皮支,在距枕外隆凸外侧约 2.5cm 处穿斜方肌和深筋膜,分布于头后部大部分皮肤。封闭枕大神经可于枕外隆凸下方一横指处,向外侧约 2.5cm 处进行。

第 3 枕神经(Third occipital n.)是第 3 颈神经后支的皮支,穿斜方肌,分布于项上部和枕外隆凸附近的皮肤。

颅顶的神经走行于浅筋膜内,彼此间相吻合,分布区互相重叠,故局部麻醉阻滞一支神经常得不到满意的效果,需要再多处注射麻醉药,将神

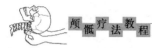

经阻滞的范围扩大。同时要注意局麻时必须将麻醉药注入浅筋膜内,由于皮下组织内有粗大的纤维束,所以注射时会感到阻力较大。如误入腱膜下隙则达不到麻醉效果。

(2)经颅腔内分布于颅缝及脑膜的神经

来自三叉神经的眼神经、上颌神经和下颌神经发出脑膜分支,这些脑膜支分布到硬脑膜及其结构(大脑镰、小脑幕、静脉窦等),一些分支也进入颅缝及导静脉孔。在颅底部分还有舌咽神经、迷走神经和舌下神经的躯体感觉纤维分布到颅后窝的硬脑膜及颅缝,还有一些分支分布到脑血管(图6-11、图6-12)。希尔顿定律认为:支配关节的神经也分布于活动该关节的肌、肌腱,以及包裹关节的皮肤。相同概念应用于头颅部分,"关节与肌肉配对"的关系换为"头皮、颅缝与脑膜"的关系。这是颅骶手法调整的神经解剖学基础。

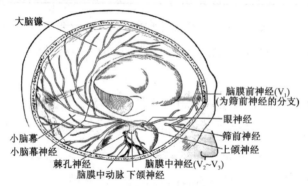

(a)大脑镰和小脑幕的神经支配

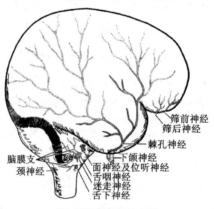

(b)硬脑膜的神经支配

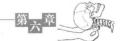

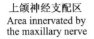

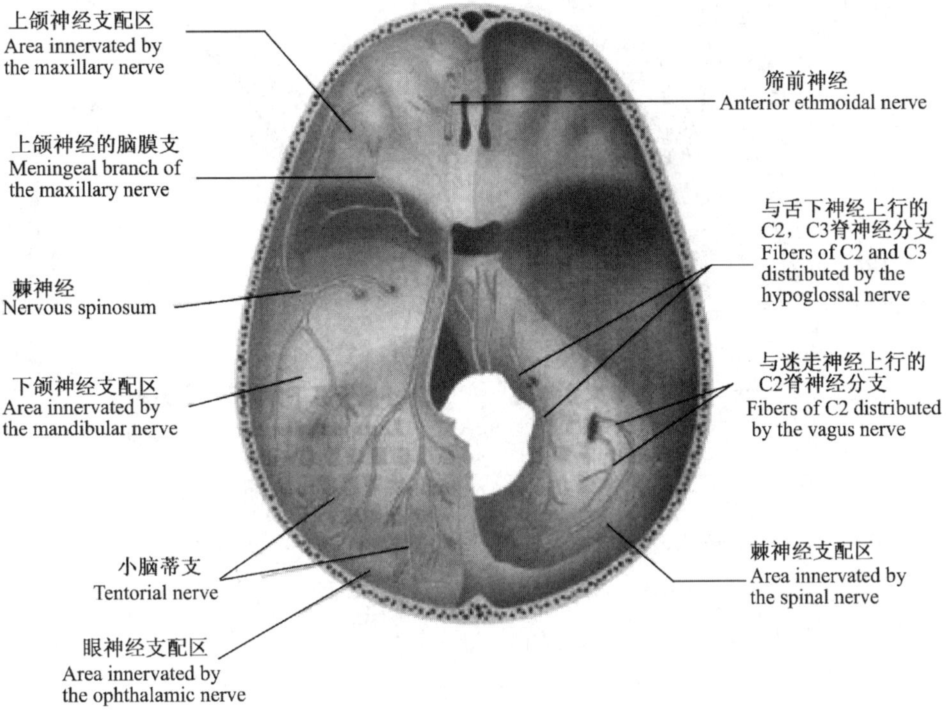

上颌神经支配区
Area innervated by
the maxillary nerve

筛前神经
Anterior ethmoidal nerve

上颌神经的脑膜支
Meningeal branch of
the maxillary nerve

与舌下神经上行的
C2，C3脊神经分支
Fibers of C2 and C3
distributed by the
hypoglossal nerve

棘神经
Nervous spinosum

与迷走神经上行的
C2脊神经分支
Fibers of C2 distributed
by the vagus nerve

下颌神经支配区
Area innervated by
the mandibular nerve

棘神经支配区
Area innervated by
the spinal nerve

小脑蒂支
Tentorial nerve

眼神经支配区
Area innervated by
the ophthalamic nerve

（c）颅窝的神经支配

图 6-11　颅窝及硬膜的神经分布

颅前窝	眼神经(CN V/1)：筛神经的脑膜支 上颌神经(CN V/2)：脑膜中支
颅中窝	上颌神经(CN V/2)：脑膜支 下颌神经(CN V/3)：脑膜支
颅后窝	舌咽神经(CN IX)：脑膜支 迷走神经(CN X)：脑膜支 颈神经(C1/C2/C3)：脑膜支
小脑幕	眼神经(CN V/1)：小脑幕返支
大脑镰	眼神经(CN V/1)：脑膜支

115

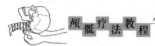

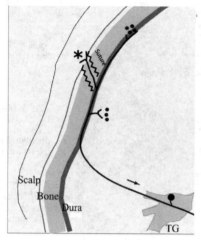

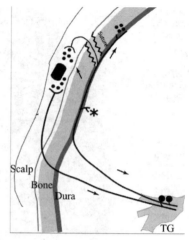

（a）经缝传入神经　　　　　（b）经导静脉孔传入神经

Scalp—头皮；Bone—颅骨；Dura—硬膜；Suture—缝；TG—三叉神经节

图 6-12　颅缝的神经分布

注：箭头表示感觉冲动传入的方向。

分别来自三叉神经的眼神经、上颌神经和下颌神经发出的脑膜分支，这些脑膜支分布到硬脑膜及其结构（大脑镰、小脑幕等）、颅缝及导静脉孔，还有一些支分布到脑血管。

第三节　触摸骨缝

1. 主要标志线

颅内重要结构的体表投影常以六条标线为依据（图 6-13）。

① 下横线：自眶下缘至外耳门上缘的连线。

② 上横线：自眶上缘向后画一与下横线相平行的线。

③ 前垂直线：经颧弓中点作与上、下横线相垂直的线。

④ 中垂直线：经下颌骨髁突中点向上作一与前垂直线平行的线。

⑤ 后垂直线：经乳突根部后缘作一与前、中垂直线平行的线。

⑥ 矢状线：眉间至枕外隆凸的连线。

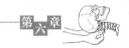

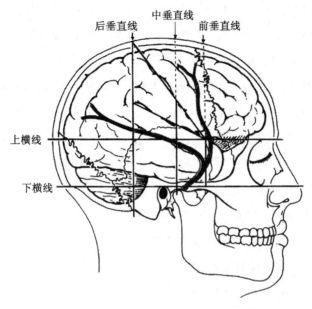

图6-13　头部主要标志线

2. 颅内重要结构的体表投影

① 大脑纵裂：相当于矢状线位置。

② 中央沟：在前垂直线和上横线的交点与后垂直线和矢状线的交点的连线上，相当于后垂直线与中垂直线之间的一段。此段的下端在颞下颌关节的上方5.0～5.5cm处。

③ 外侧沟：相当于中央沟投影线与上横线交点的等分线。确定大脑外侧沟和中央沟的体表投影线最为简单实用的方法，是眉间至枕外隆凸的矢状线，在颧弓中点上方4cm处（约2横指）即为从翼点至矢状线中点后2cm处的连线，从翼点至矢状线前3/4处的连线即为大脑外侧沟投影线。

④ 顶枕沟：从人字点上方约1.25cm处向外侧引一条长1.25～2.25cm的线，此线即为顶枕沟的体表投影。

⑤ 中央前回：位于中央沟投影线的前1.5cm的范围内。左中央前回的前下方为运动性语言中枢，其投影位于前垂直线与上横线相交点的稍上方。

⑥ 中央后回：位于中央沟投影线的后 1.5cm 的范围内。

⑦ 大脑下缘：自鼻根上方约 1.25cm 处开始向外，沿眶上缘向后，经颧弓上缘、外耳门上缘至枕外隆凸的连线上。

⑧ 脑膜中动脉：脑膜中动脉主干的投影，从下横线与前垂直线的相交处止于颧弓中点上方约 2cm 处，分为前、后两支。前支向上前行至上横线与前垂直线的交点即翼点，然后向上后走向颅顶，后支经过上横线与中垂直线的交点，斜向上后走向人字点。脑膜中动脉的分支有时有变异。探查前支，钻孔部位在距额骨颧突后缘和颧弓上缘各 4.5cm 的两线相交处；探查后支，则在外耳门上方 2.5cm 处进行。

⑨ 上矢状窦：相当于矢状线位置。

⑩ 窦汇：位于枕外隆凸深面。

⑪ 横窦：相当于上项线深面。

3. 颅缝触诊

颅骨的适当运动对大脑的正常功能至关重要。这种适当的运动允许正常的大脑扩张和收缩，从而防止颅内压增高（颅内压的增高可能会导致相应的脑功能的紊乱和障碍）。

首先要弄清触摸的骨缝和邻近骨骼的解剖结构，确保双手放在正确位置（锚定 Anchor），以保证将目标骨从邻近的一块或多块骨间拉开，而不会压缩其他骨缝。在感觉到骨的轻微移动方向时，有时牵拉力与术者有意识施加的作用力相反。颅骶技术是术者手指的轻柔触感调校动作。

① 感知受术者：颅骨的活动、骨缝纤维的弹性、骨性的漂浮感。

② 触诊的方法：抓住颅骨，分离骨缝，牵拉脑膜，引流脑脊液。

③ 触诊的目的：改善脑脊液的流动节律和流量，调校受术者过快或过慢的颅骶节律，直接调节脑和脊髓的功能状态，使中枢神经系统与身体其他系统恢复正常联系和自然运动。

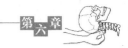

第四节　颅骨触诊的原理

整骨医学从肌肉—骨骼系统介入,作用于体态—运动、呼吸—循环、代谢—免疫—内分泌、神经—平衡、行为—社会适应五个基本的功能性环节,协调适应环境的压力。肌肉—骨骼系统的评估和治疗作用不仅影响五个基本功能,而且最终影响人自身适应内部和外部压力的能力。那么,颅骶疗法用十分轻柔的手法是如何发挥作用的呢? 到目前为止尚未有明确的定论,也许与以下几个方面有关,供读者参考。

1. 躯体感觉反射回路

颅骶技术通过触觉系统影响神经系统,包括皮肤的浅感觉(触压觉、痛温觉),肌、腱、关节、骨膜的深感觉(本体觉、位置觉),内耳的感受器(头部位置觉和运动觉),不需要复杂的机器和魔法般的技术。当患者的生命力和本质资源建立起来时,患者变得更有意识地与自己的生活经历融洽相处,术者对患者的康复经历来说扮演着反映面的作用。

2. 骨骼压电效应

骨受力变形,产生电位差。研究表明,500g 的质量能引起 0.5mm 的变形,产生约 2mV 的电压。湿的胶原也有压电效应,即韧带与骨同样有压电效应,压电效应产生在组织内部。

3. 筋膜组织的力学感受器

成纤维细胞的细胞膜整联蛋白是个信号分子,能接受力学的刺激,启动细胞内的信号通路,改变细胞的功能。

4. 组织细胞的光传导作用

为了测定哪些神经元负责驱动某种振荡,研究人员利用一种被称为 channelrhodopsin-2(ChR2,第二型离子通道视紫质)的蛋白进行研究,这种蛋白能使神经元对光敏感。结合遗传学技术,研究人员在不同类型的神经元中表达了 ChR2,通过激光与遍及脑部的光纤,精确调控它们的活性。通过更进一步的实验,研究人员还发现根据刺激发生在振荡周期的某个阶段,脑部对于触觉刺激的反应会更大或更小,从而支持了研究假设。这些同步振荡对于控制如何感知刺激很重要。

5. 大脑皮质镜像神经元

在通过镜像神经元理解他人情感的过程中,观察者直接体验了这种感受,因为镜像机制使观察者产生了同样的情绪状态。当人经历某种情绪,或者看到别人表现出这种情绪时,脑岛中的镜像神经元都会活跃起来。换句话说,观察者与被观察者经历了同样的神经生理反应,从而启动了一种直接的体验式理解方式。

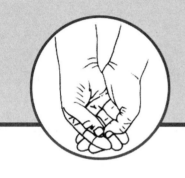

第七章 |

倾听颅骶节律

用手触诊颅骶节律的方法又称倾听颅骶节律（Listening to the cra-niosacral rhythm with hands），触摸的部位称为倾听颅骶节律的监听站（Monitor listening stations），包括头部、肩部、胸部、盆部、下肢等。用双手感觉受术者颅骶节律的快慢、强弱、幅度（振荡幅度）、对称性等，借此评估受术者的生理或病理状况，合理地解释所感知的讯息。

　　对于触诊，借用耶日·葛乐托斯基（Jerzy Grotowski）的说法："不可或缺的不是剧场，而是某种不一样的东西——跨越你我之间的边界：走向前来与你相遇，让我们不至于迷失在人群之中，不至于失落在种种言谈、宣示、漂亮而精微的思想之中。作为开始——如果我们一起工作——让我抚触你，感觉你的抚触，让我注视你，同时完整地接受你的注视，没有恐惧，没有羞愧。我不躲藏，我就是我。让我们至少这么做几分钟、十分钟、二十分钟或一个钟头。让我们找到那个地方，在那里，你我将融为一体……"。

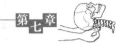

第一节 触诊的准备

触诊是术者用双手对受术者的身体进行触摸检查的过程,当双手与受术者体表融为一体时,就能清楚地感受到受术者的一举一动,包括机体组织的状况,以及在组织结构下暗暗涌动的能量之流。触诊技巧如要达到与客体同步或融入的境地,关键在于所用力道要轻柔,尽可能地不带一丝威胁感或侵入感,方法就是让双手精准地跟随客体一起活动,经过一段时间的"组织对话",受术者会开始有放松感。要完全相信由触觉感受器和本体感受器传来的信息,感性地接受所接收的感觉,并不加理性的评判。当触诊经验积累到一定阶段,受术者的身体图式就会在术者的脑海中自然生成。

触诊操作要在一个温馨、舒适、整洁、安静的环境中进行,有利于主、客双方在生理和心理上都得到最好的放松。要选择合适的按摩床,不要太高或太低。术者要帮助受术者放松心情,建立信任感,手法要柔和、舒适。使用稳定、缓慢而微小的力量作用于包绕大脑和脊髓的结缔组织,可以获得更好的效果。轻微接触或使用意念,实际上是使受术者自己提升自身的疗愈能力(图7-1)。

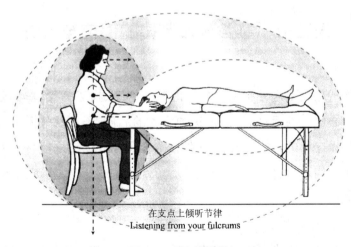

在支点上倾听节律
Listening from your fulcrums

术者的姿势及触摸受术者颅骶节律的体位和部位应正确。触诊操作要在一个温馨、舒适、整洁、安静的环境中进行,有利于主、客双方在生理和心理上都得到最好的放松。

图7-1 术者的姿势

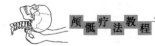
术者触诊前要做以下准备：

① 尽量使自己平静下来，如果术者自己的身体很紧张，或绷得很紧，是无法感受受术者的细微变化的，所以必须把自己调节到最舒服、最放松的姿势。

② 可以做深呼吸、冥想或其他的放松动作，为感受这些细微的运动做准备。调整自己与受术者的节奏吻合，协调身心状态，易于接收受术者的信息。

③ 将手指放在相应的部位，了解触诊部位的解剖结构，明确要放松的筋膜、骨缝或活动受限的节奏，根据活动受限的区域调整手法技术。

④ 直接注意到一种组织，组织放松的标志是变软或变长、变热、颤动、被应允或拒绝的感觉。强化和扩大所检查的部位，以便占据大的感觉区，确定触及部位的意义。

⑤ 指导受术者进行连续放松呼吸，可以缓解受术者的紧张状态，增加受术者的感知力，有助于颅骶系统受限的缓解。

⑥ 在解剖的、生理的、病理的讯息与触诊感觉之间建立联系，用手感受信息如同用内视的方法建立可视化的过程，用可视化结构的方法提高感知觉。

第二节　触诊颅骶节律的部位与方法

触诊从感受生理性脉动开始，如呼吸、心跳、血管搏动、膈肌运动等。当专注于心血管的活动时，记录这种活动的品质，不要移动双手，并切换到感受呼吸运动的特征。注意力在心血管和呼吸运动之间随意切换，达到随心所欲的境地，然后将这些活动当成"背景杂音"，就可以清晰地感受颅骶节律。

1. 触诊头部节律

头部是最常用来倾听颅骶节律的站点，也是节律比较明显和稳定的部位。握持(Holding)头部有以下几种不同的方法。

（1）苏瑟兰经典握持法

受术者取仰卧位,术者双手置于受术者头部两侧,拇指位于额部,食指和中指放在耳廓的前方,无名指和小指放在耳廓的后方,手指自然分开,分别位于额、顶、蝶、颞、枕骨,手掌轻轻地握住颅顶(图7-2)。感受头部的运动,跟随头部的节律起伏。收缩期枕部扩大,双手有被(气球膨大)推开的感觉;伸展期枕部缩小,双手有被(气球回缩)拉拢的感觉。

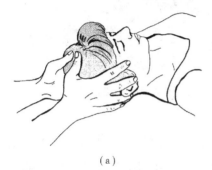
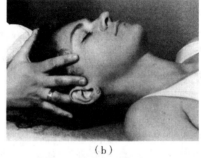

术者双手置于受术者头部两侧,拇指位于额部、食指和中指放在耳廓的前方、无名指和小指放在耳廓的后方,手指自然分开,分别位于额、顶、蝶、颞、枕骨,手掌轻轻地握住顶部。

（a）　　　　　　　　　　（b）

图7-2　触摸头部节律(苏瑟兰经典握持法)

（2）贝克尔改良握持法

受术者取仰卧位,术者双手置于受术者头部两侧,拇指放在蝶骨大翼的颞面,小指位于枕鳞,手掌做摇篮状捧住受术者的枕部(图7-3)。感受头部的运动,跟随头部的节律起伏。收缩期枕部扩大,双手有被推开的感觉;伸展期枕部缩小,双手有被拉拢的感觉。

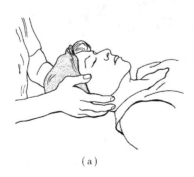
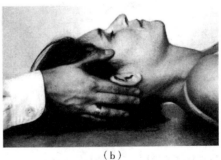

术者双手置于受术者头部两侧,拇指放在蝶骨大翼的颞面,小指位于枕鳞,手掌做摇篮状捧住受术者的枕部。

（a）　　　　　　　　　　（b）

图7-3　触摸头部节律(贝克尔改良握持法)

（3）尤普勒捷改良握持法

受术者取仰卧位,术者双手置于受术者头部后方,手掌做摇篮状捧住受术者的枕部(图7-4)。感受头部的运动,跟随头部的节律起伏。收缩期枕部扩大,双手有被推开的感觉;伸展期枕部缩小,双手有被拉拢的感觉。

术者双手置于受术者头部后方,手掌做摇篮状捧住受术者的枕部。

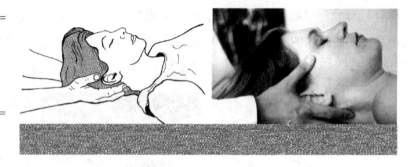

图7-4　触摸头部节律(尤普勒捷改良握持法)

（4）尤普勒捷额枕握持法

受术者取仰卧位,术者一手置于受术者枕部,另一手轻轻地置于受术者额部,中指指向"印堂",其他手指自然分开(图7-5)。感受头部的运动,跟随头部的节律起伏。收缩期枕部扩大,前后径缩短,双手有被拉拢的感觉;伸展期枕部缩小,前后径拉长,双手有被推开的感觉。

一手置于受术者枕部,另一手轻轻地置于受术者额部,中指指向"印堂",其他手指自然分开。

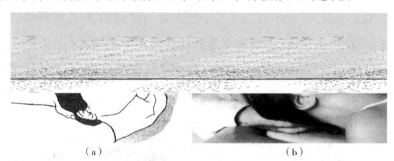

（a）　　　　　　　　　　（b）

图7-5　触摸头部节律(尤普勒捷额枕握持法)

2. 触摸胸廓上口节律

胸廓上口的位置十分特殊,结构也十分复杂,触诊时要注意区分心跳、呼吸和颅骶运动。

（1）前置法

受术者取仰卧位,术者坐于头侧,双手置于受术者胸廓上口,食指指

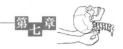

向两侧胸锁关节,其余手指自然分开(图7-6)。感受胸廓上口的运动,包括呼吸、心跳和颅骶节律。集中关注颅骶节律,跟随胸廓的节律起伏。收缩期肩部外旋,伸展期肩部内旋。

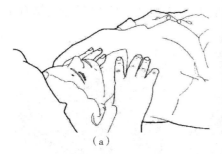 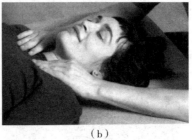

双手置于受术者胸廓上口,食指指向两侧胸锁关节,其余手指自然分开。

（a）　　　　　　　（b）

图7-6　触摸胸廓上口节律(前置法)

（2）前后法

受术者取仰卧位,术者坐于右侧。一手置于受术者胸背部正中,掌心对向第7颈椎棘突,中指指尖触摸胸椎棘突;另一手置于胸廓上口前方,拇指和食指指向两侧胸锁关节,其余手指自然分开,双手合掌如抱球状(图7-7)。感受胸廓上口的运动,包括呼吸、心跳和颅骶节律。集中关注颅骶节律,跟随胸廓的节律起伏。收缩期肩部外旋,伸展期肩部内旋。

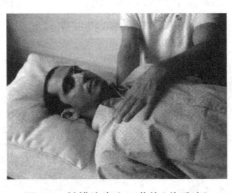

一手置于受术者胸背部正中,掌心对向第7颈椎棘突,中指触摸胸椎棘突;另一手置于胸廓上口前方,拇指和食指分别指向两侧胸锁关节,其余手指自然分开,双手合掌如抱球状。

图7-7　触摸胸廓上口节律(前后法)

3. 触摸胸廓下口节律

胸廓下口是膈肌附着的部位,随着膈肌的收缩与舒张,胸腔和腹腔的容积和压力随之变化,牵动着脏器的移动。触诊时要排除干扰,充分感受颅骶节律的运动。

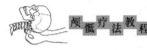

（1）前置法

受术者取仰卧位,术者立于右侧,双手置于受术者胸肋部两侧,身体与床边呈45°(图7-8)。感受胸廓下口的运动,包括呼吸、心跳和颅骶的节律。集中关注颅骶节律,跟随胸廓的节律起伏。收缩期胸腹结合部外旋,伸展期胸腹结合部内旋。

双手置于受术者胸肋部两侧,身体与床边呈45°。

双手置于受术者胸肋部两侧,感受胸廓下口的运动。

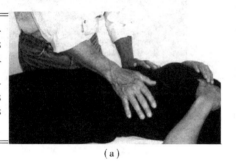
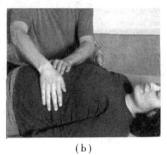

（a）　　　　　　　　　　　（b）

图7-8　触摸胸廓下口节律(前置法)

（2）前后法

受术者取仰卧位,术者坐于右侧,身体与床边呈45°。一手置于受术者胸腰部,掌心对向第12胸椎棘突;另一手置于胸廓下口前方(胸廓下角)(图7-9)。感受胸廓下口的运动,包括呼吸、心跳和颅骶节律。集中关注颅骶节律,跟随胸廓的节律起伏。收缩期胸腹结合部外旋,伸展期胸腹结合部内旋。

一手置于受术者胸腰部,掌心对向第12胸椎棘突;另一手置于胸廓下口前方(胸廓下角)。

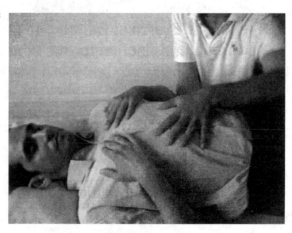

图7-9　触摸胸廓下口节律(前后法)

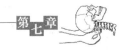

4. 触摸盆骶节律

盆骶部也是常用的触诊部位,尤其要注意骶骨的运动,因为其受到许多结构的影响。

（1）前置法

受术者取仰卧位,术者立于右侧,身体与床边呈 45°。双手置于受术者盆部两侧,掌心对向髂前上棘(图 7-10)。感受盆部的运动,包括呼吸运动及腹腔脏器的活动。集中关注颅骶节律,跟随盆部的节律起伏。收缩期盆部外旋,伸展期盆部内旋。

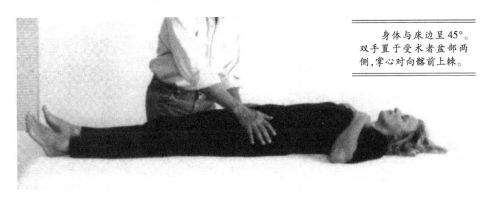

> 身体与床边呈 45°。
> 双手置于受术者盆部两侧,掌心对向髂前上棘。

图 7-10　触摸盆骶节律(前置法)

（2）前后法

受术者取仰卧位,术者坐于右侧,一手置于受术者骶部,掌根与骶骨底平齐,中指指尖触摸骶尾复合体;另一手置于下腹部,掌缘内侧达耻骨(联合)上缘(图 7-11)。感受骶骨的运动,跟随骶骨的节律起伏。收缩期盆部(髂骨)外旋,以第 2 骶椎冠状轴为旋转轴,骶骨尖和尾骨向前下方转动;伸展期盆部(髂骨)内旋,以第 2 骶椎冠状轴为旋转轴,骶骨尖和尾骨向后上方转动。

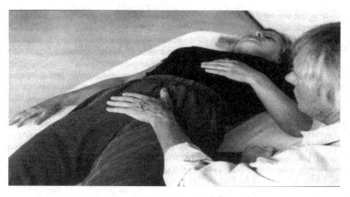

一手置于受术者骶部,掌根与骶骨底平齐,中指指尖触摸骶尾复合体;另一手置于下腹部,掌缘内侧达耻骨(联合)上缘。

图 7-11   触摸盆骶节律(前后法)

5. 触摸下肢节律

触诊下肢可以在大腿、膝部、小腿和足部等不同的站点,在实际应用中只要选择其中一个站点即可。

(1)大腿、膝部、小腿

受术者取仰卧位,术者立于右侧,双手置于受术者下肢各部(大腿、膝部、小腿),身体与床边呈45°(图7-12)。感受下肢的节律运动,收缩期下肢外旋,感觉双手被带向外侧;伸展期下肢内旋,感觉双手被带向内侧。

双手置于受术者下肢各部(大腿、膝部、小腿),身体与床边呈45°。

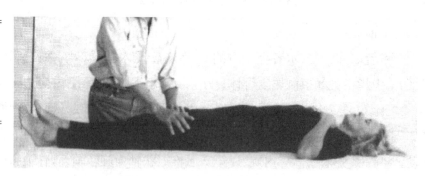

图 7-12   触摸大腿、膝部、小腿节律

(2)足部

受术者取仰卧位,术者立于尾侧,双手置于受术者足踝背侧,或双手握住足跟部(图7-13)。感受足下肢的运动,收缩期足(下肢)外旋,感觉双手被带向外侧;伸展期足(下肢)内旋,感觉双手被带向内侧。

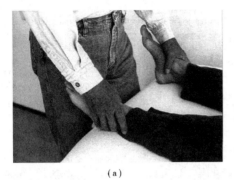　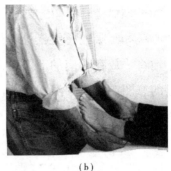

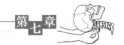

双手置于受术者足踝背侧，或双手握住足跟部。

(a)　　　　　　　　　(b)

图 7-13　触摸足部节律

第三节　触诊操作技巧

苏瑟兰比喻手法技巧如同一只鸟飞落在树枝一般"轻轻地"。训练如何发展感知力和触诊的能力，能够感应到细微的体内韵律或各种瘀阻。此外，在治疗过程中或许会碰到非一般情况所必需的语言技巧。

1. 触诊技巧

治疗师感知节律运动的频率、幅度、能量、形态、点燃、曲转、抑制等品质，理解这些品质在治疗中的含义和优先次序，理解身体各系统变化的感应力和治疗技巧的安排，如压力的平衡点、宁静状态、局部及系统性的"凝点"，感性地感受姿势体态、身体状况、颅骨和骶骨的病变（表7-1）。

表 7-1　身体各系统变化的感应力和治疗技巧

触诊方法	感知的信息
非常轻的触压	表面结构
轻的触压	皮肤湿度和温度
较轻压迫	皮肤的弹性、韧性等
较重压迫	浅部肌肉的弹性、韧性等
深压迫	浅部肌肉的弹性、韧性等
较深重压迫	骨骼

131

触摸颅骶节律,术者要相信自己的直觉,闭上眼睛,使自己静下来。比较心跳和呼吸的感觉,然后排除心跳和呼吸的影响,专注于颅骶节律。简单地将手放在相应的部位等待,等待手告诉自己"发生了什么"。这时自己的意图在脑海中浮现,通过双手传递给受术者,影响或改变受术者的生理功能和心理状态。

2. 触诊的感受

在一般情况下,正在接受治疗的受术者不一定有特别的感觉,也有部分人会感到身体有一些反应,例如身体某部分变得麻木、感到痛楚的部位渐渐放松、身体某部分会有一些不自觉的抽动等。绝大多数的受术者会在治疗时感到整个人都可以放松,并可能会不自觉地进入睡眠状态(睡着)。但治疗时有没有反应与治疗的效果没有特定的关系,因为治疗的效果通常并不是在治疗时立即出现,大多数受术者在接受治疗后的数小时至数天内才会发现问题好转。而且受术者本身痛楚的程度及病情的严重程度都会对受术者在治疗中及之后的感觉有所影响。如果受术者的病情已经存在了很久,身体也会自行进行一系列的调整,协助身体进行那些一系列的调整且重新恢复正常状态需要一段时间,所以有些受术者可能在起初的数次治疗后也不能察觉到明显的改善,这可能是因为治疗的功效还未完全发挥。因此,术者会建议受术者先接受 3～4 次的颅骶疗法治疗后,再判断治疗是否对他们的病情有效。

有些受术者甚至在治疗后的一两天会觉得很累、痛楚加剧或酸软。其实这些都是身体开始好转的现象,在接受治疗的初期较为常见。当身体病变的组织开始好转,通常都会释放出大量的新陈代谢产物,这些产物会使人感到酸痛及疲倦,这就有点像在进行剧烈运动之后,肌肉会释放出大量的代谢物而令人感到十分酸痛及全身乏力。但一般只要过两三天,身体便会将这些代谢产物经尿液排出体外,这些治疗后的现象便会消失,而且通常会觉得本来的症状有好转。因此,有人在治疗后觉得不适,并不需要紧张,只要好好休息便没事了。

颅骶疗法的效果有累积性的特质,即每次的治疗都是基于上一次的

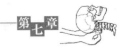

治疗,治疗的效果会一直累积直至完全康复。有些受术者可能一两次便已经有明显的改善,但也有人可能经过数个星期才只得到一些好转。好转的速度大部分取决于问题已存在的时间长短及受术者整体的身体健康状况、生活习惯等因素。

 拓展阅读

张佳棻是台湾的一位颅骶治疗师,先前因为身体湿疹过敏,寻求颅骶治疗,因此而学习颅骶疗法和应用颅骶疗法治疗他人。她在翻译瑞士丹尼尔·奥古斯托尼(Daniel Agustoni)所著的《颅骶疗法——调和你的颅骶系统》(*Harmonizing Your Craniosacral System*:*Self-treatment for Improving Your Health*)一书所写的序,告白了自己邂逅颅骶疗法的心路历程,借录于此,一起分享:

学习颅骶疗法是我学术生活中的一个岔题,但同时又像是一种回归——最早对身体工作感兴趣是在大学时代,那时候梦想成为一个演员,站在舞台上让我看见了自己的身体,并且在"自我"与"角色性格"之间的空隙,隐约地品尝到了观照的滋味。后来走上学术研究路线,成了一个使用大脑多过使用身体的人类,即使在学术研究当中,最令我感兴趣的还是演员的身体工作。

这种大脑超越身体的失衡,在几年前孕育孩子的时候,得到了惊人的反转。生物本能大举反攻,因为肚子里有个小小的生命,身体充满了各种无以名状的感受。孩子出生之后头脑的功能变得极为低落,书读不下,论文写不出,但是夜里孩子一有动静,全身的细胞便会跟着警醒过来,平日最常做的便是傻兮兮地跟着孩子哭、跟着孩子笑。

一日在瑜伽练习过后,依样画葫芦地学着老师结起智慧手印静坐,突然大拇指与食指之间仿佛有电流窜过。秉持着实验精神,我把手印解开,电没了;再结起来,又是一阵电流似的感受。自此,瑜伽与静坐成了我个人每日的身体工作。有一天百无聊赖,在网络上看到由钦腾所主持的颅骶工作坊的讯息,心中兴起了莫名的向往,得空便去参加了一个其学生进

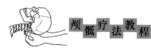

行的迷你个案。

对于颅骶个案怎样进行，我完全没有概念。我躺上按摩床，执行师只是轻轻地把手放在我的身上。过了一阵子，她把手拿开，再放到另一个位置。我心里充满疑惑的时候，她的手来到了我的骶骨，也就是臀部下方。突然间，我感觉下腹部有某个东西被打开了——那不是一种肉体的感觉，但同时又非常具体，有个椭圆形、白色的空间往身体两侧打开了……

回到家里，对于这一类"身心灵疗愈"抱着高度怀疑的先生，坚持要我在他身上试试看。他径自躺上了床，好吧，我搬了张凳子坐在他身边，还在想要把手摆在哪里的时候，他问道："开始了吗？"我说没有，我不知道怎么做。"那为什么我的肚子有奇怪的感觉？"一看，他肚皮上一跳一跳的，像是肚子里头有个东西要钻出来一样。

有点像是通过了家庭考验，我开始了颅骶治疗的旅程。钦腾是一个温柔的长者，他所传授的颅骶共振疗法属于生物动能学派，执行师"为无为"，透过双手与个案建立联结，但不主动干预对方的系统，只是感受个案身上的颅骶韵律，并且依其引导移动双手；保持中立，同时保持自我观照。执行师是一个具备静心品质的陪伴者和支持者，如果疗愈发生了，那是由于个案自己的意愿使然。就像是有个同伴一起爬山，突然路就不是那么难走了。

颅骶疗法作为一种"另类疗法"，不像西医"头痛医头、脚痛医脚"，或是保证"手到病除"，而是在"整体性"上工作——比如说，治疗师触碰了受术者的脚，受术者却感觉头部的旧伤有所反应。我亲眼见证上课的伙伴经由此疗法释放了遗忘许久的童年创伤，也曾经只是把手轻轻地放在个案的骼骨上，骼骨却往上朝着我的手弹了起来，像是自己在进行调整一样。关于"疗效"或是感受，由于牵涉的因素太多（执行师的静心品质、个案的接受性、彼此的动力关系等），暂时不表。对我来说，颅骶疗法最大的好处在于放松，只是躺在按摩床上，突然就掉进另一个广袤的时空，越来越深，越来越安静，像是睡着了，却仍然醒着。先生失眠的时候，我只要把手放在他的枕骨，常常一下子就能让他进入梦乡。

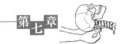

第四节　诱发静止点

颅骶节律在中立位时停摆片刻,称"静止点"(Still point)。静止点的出现有自发的和诱导的两种情况。在倾听颅骶节律的那些站点,都可以诱发静止点的出现,实际应用中选择一个站点进行操作。

1. 自发的静止点

自发的静止点可以因为各种各样的原因产生,如在机体结构的张力释放之前,或者当机体结构开始产生张力,以及机体实施自我修正时外旋或者内旋方向的改变。作为一种标志,颅骶系统及所有的结缔组织实施自我修正,完全地放松和感觉安全或无虑时,静止点通常就自己出现了。随着一段时间的自我调节,静止点可以持续30s或者3~4min。颅骶韵律的短暂停顿,对于颅骶系统来说是非常有益的,就如整个机体的再生。在一个静止点产生期间,整个颅骶系统及与之联系的其他结构有一个机会去重组和协调。

2. 诱导静止点

(1) 组织对话技术

手法操作技巧的关键是灵敏的触觉,术者在按压组织前先用指尖(腹)触摸患处或相应部位,感受敏感点或抵抗点,然后试用相应的技巧和力量,体会局部的反应,不断调整技巧和力量,达到最佳的效果。这种有意感受组织反应并相应地调整手法的过程称为"组织对话",这种"对话"是直接组织手法技巧的精髓。

术者用手柔和地触摸不同部位以倾听颅骶节律,使用"组织对话技术",引导受术者感受头、胸、腹、盆部和四肢的起伏运动,让一种轻微变化的意念感在身体中产生。当受术者感到一种"充满"与"排空"的运动时,术者引导受术者在这种局部的摇动中"冲浪",随着这种运动微微摆动身体,让身体遵循这种感觉或想象的波动达到放松。当局部的波动停

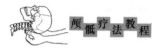
止时,受术者会自发地出现不受任何干扰的静止点,此时脑脊液的波动停止。

（2）在充分伸展位时诱导静止点

术者触摸受术者的不同部位,轻柔地倾听颅骶节律。然后,在收缩期肢体外展,双手随之移动,不要施力阻止;伸展期肢体内旋,到达中立位时轻轻施力,抵抗在充分伸展（Extreme extension）时相,节律运动被阻止而逐渐减小,3~5个节律后脉动就暂时被停止了（图7-14）。此时,受术者会自发地出现不受任何干扰的静止点,这时脑脊液的节律性脉冲消失。体内的波动会变得平静、匀称和充满生机,精神会得到释放,心灵会得到升华。

> 伸展期肢体内旋,到达中立位时轻轻施力,抵抗在充分伸展时相,节律运动被阻止而逐渐减小,3~5个节律后脉动就暂时被停止了。

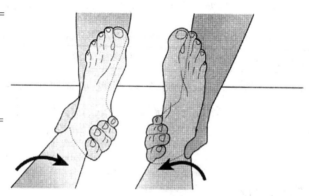

图7-14　足部诱导静止点

注:箭头所示为两腿内旋的方向和施力的方向。

颅骶触诊唤醒身体的潜能,激发机体自然的疗愈能力与智慧,重新调节平衡。这是一种深入、柔和、自然而高效的方法,使身心融为一体,达到一个与宇宙同步起伏的身心境地,这正是真正健康、幸福和长寿的源头。每一个人,无论过往背景如何,都可以学习和感受这份律动,运用这个独一无二的有效体系,疗愈他人或修复自身。

如果一个静止点发生了,经常被观察到的一种改变是呼吸韵律。呼吸可能变得更加缓慢和深沉,就如滑入一种舒适的状态和更加深的放松。在一个静止点后,颅骶韵律重新出现了,颅骶韵律的品质通常更加平衡,

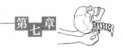

或者更加缓慢(图7-15)。

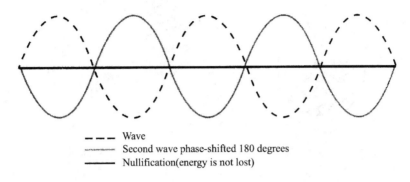

- - - - Wave
———— Second wave phase-shifted 180 degrees
———— Nullification(energy is not lost)

图7-15　诱导静止点

　　注：Wave 即虚线波,代表正常颅骶节律波形；Second wave phase-shifted 180 degrees 即第二种波形旋转了180°,代表干预波形；Nullification(energy is not lost)即无波形(能量没有丢失),代表了静止点的出现。

　　静止点帮助个体得到一种放松：新的体验可以被建立在生理的、情感的和精神的不同层面。每个人都可能在自己机体内去诱导一个静止点,可以发现诱导静止点的目的是什么,以及在哪里和如何诱导静止点。

　　3. 第四脑室压迫技术

　　术者将双手叠合成"排球手",置于受术者枕部,将力施于枕骨,可以压迫第四脑室,进而影响第四脑室周围的神经组织和结构,其中含有"生命中枢"(Vital nerve center),如呼吸中枢和心跳中枢等,称为第四脑室压迫(Compression ventricle 4, CV4)技术。CV4 会让枕鳞的活动暂时受到限制,使得脑脊液从其他路径"宣泄",促进脑脊液的流动和交换。但颅内出血和血管瘤患者禁用。

　　术者大拇指呈"V"形,大鱼际垫在枕鳞(枕乳缝的内侧),感受枕骨的运动。收缩期枕骨变宽,手随之被推开,保持不动即可；伸展期枕骨回缩,到中立位时轻轻施力,阻止其返回变宽(图7-16)。随后,又开始新一轮的节律,每到伸展期的中立位时加以阻力,3～5 个节律后脉动慢慢减小,最后暂时停止脉动。CV4 技术还可以影响到交感—副交感神经系统,使交感神经张力降低,调节交感与副交感神经功能的平衡,用于治疗头疼、失眠、忧郁症、慢性疲劳综合征等功能障碍性症状和疾病。

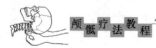

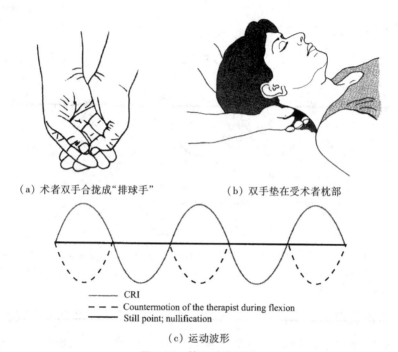

（a）术者双手合拢成"排球手"　　　（b）双手垫在受术者枕部

———— CRI
- - - - Countermotion of the therapist during flexion
———— Still point; nullification

（c）运动波形

图7-16　第四脑室压迫

注：CRI 指颅骶节律性脉冲。Counter motion of the therapist during flexion 指在收缩期术者抵抗运动。Still point; nullification 指出现静止点,无能量消耗。

4. 直腿抬高

受术者取仰卧位,术者站在尾侧,握住足跟部,向上抬起10°～15°,保持2～3min(图7-17)。受术者出现静止点,全身有被放空的感觉,似乎飘浮在空中,身心得到放松。

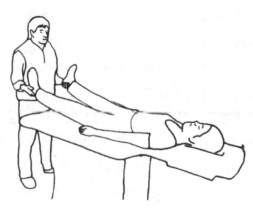

术者站在尾侧,握住足跟部,向上抬起10°～15°,保持2～3min。

图7-17　直腿抬高

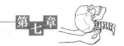

第五节　自助式触诊颅骶节律

颅骶疗法这个身体工作给人们最大的启发之一，就是每个人都有能力去感受自己身体里头那股隐隐的生命之流。秘诀就在于：像个初生婴儿一样重新去感受自己的触觉，享受触碰及被触碰的喜悦。而第一步，就从满怀爱意与耐心地触碰自己的身体开始。

1. 触摸头部节律

（1）站位或坐位

双手握抱颅顶两侧，感受头部运动，跟随头部的节律（图 7-18）。收缩期枕部扩大，双手有被推开的感觉；伸展期枕部缩小，双手有被拉拢的感觉。

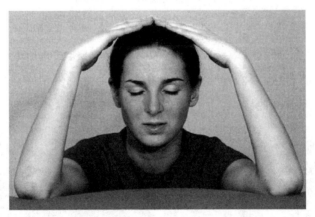

> 双手握抱颅顶两侧，感受头部运动，跟随头部的节律。

图 7-18　站位或坐位触摸头部节律

（2）仰卧位

双手握抱颅顶两侧，感受头部运动，跟随头部的节律（图 7-19）。收缩期枕部扩大，双手有被推开的感觉；伸展期枕部缩小，双手有被拉拢的感觉。

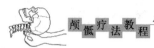
取仰卧位，双手握抱颅顶两侧，感受头部运动，跟随头部的节律。

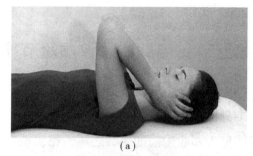

（a）

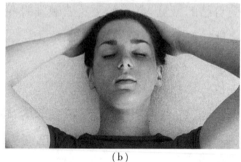

（b）

图 7-19　仰卧位触摸头部节律

2. 触摸肩部节律

取仰卧位，屈肘关节，双手放在肩部，手指触摸锁骨（图 7-20）。感受肩部的运动，包括心跳、呼吸和颅骶节律，跟随胸廓的节律。收缩期肩部外旋，伸展期肩部内旋。

屈肘关节，双手放在肩部，手指触摸锁骨。单手放在肩部，手指触摸锁骨。

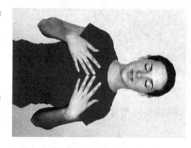

（a）屈肘关节

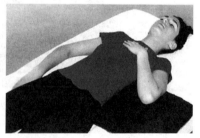

（b）单手放在肩部

图 7-20　触摸肩部节律

3. 触摸胸腹部节律

取仰卧位，双手放在两侧肋弓，或单手放在胸廓下角（图 7-21）。感受胸腹部的运动，包括心跳、呼吸和颅骶节律，跟随胸廓的节律。

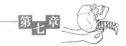

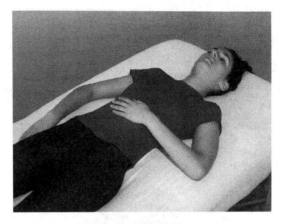

取仰卧位，双手放在两侧肋弓，或单手放在胸廓下角。

图 7-21　触摸胸腹部节律

4. 触摸盆部节律

取仰卧位，屈膝关节，双手放在盆部两侧，掌心对向髂前上棘；或取侧卧位，一手放在骶骨上，感觉骶骨的运动（图 7-22）。感受盆部的运动，跟随盆部的节律。收缩期盆部外旋，伸展期盆部内旋。

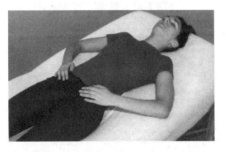

取仰卧位，双手放在盆部两侧，掌心对向髂前上棘。取侧卧位，一手放在骶骨上，感受骶骨的运动。

（a）仰卧位

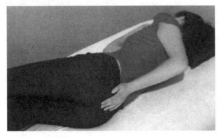

（b）侧卧位

图 7-22　触摸盆部节律

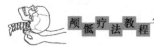
5. 触摸下肢节律

　　取坐位,髋关节和膝关节呈90°,双手放在双膝关节,感受膝关节的运动,跟随膝关节的节律(图7-23)。收缩期膝关节外旋,有将双手带向外侧的感觉;伸展期膝关节内旋,有将双手带向内侧的感觉。

> 取坐位,髋关节和膝关节呈90°,双手放在双膝关节,感受膝关节的运动。

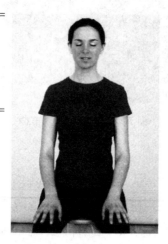

图7-23　触摸下肢节律

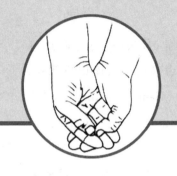

第八章 |

脑颅骨的调整

脑颅骨位于头部的后上方,成人有8块脑颅骨,单块的额骨、筛骨、蝶骨和枕骨,成对的顶骨和颞骨(图8-1)。脑颅骨由颅缝连接而围成颅腔,颅腔内容纳脑及其被膜和血管,所以又称神经颅(Neural cranium)。颅骨骨缝中含有本体感受器功能的神经末梢,这是联系颅骨骨缝与脑脊液产生速率的关键结构。

术者手部轻贴受术者的头部皮肤,施加轻微的作用力透过皮肤和皮下组织,指端轻轻地牵拉骨缝,耗散结缔组织的抵抗力。在某些支点(Fulcrum)可以感觉到颅骨的弹性及向不同方向的轻微移动,保持牵拉的张力以改变软组织的顺应性,就可将颅骨骨缝放松,犹如"四两拨千斤"之势。

脑颅骨:单块的额骨、筛骨、蝶骨和枕骨,成对的顶骨和颞骨。

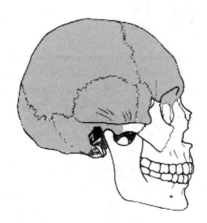

图8-1 脑颅骨

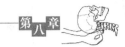

第一节 额骨的调整

1. 额骨的形态

额骨(Frontal bone)位于颅的前上方,分为额鳞、眶部和鼻部。额鳞深部有空腔,为额窦;眶部构成眼眶的上壁,分割颅前窝和眼眶;鼻部位于两侧眶部之间,与筛骨相邻(图8-2)。

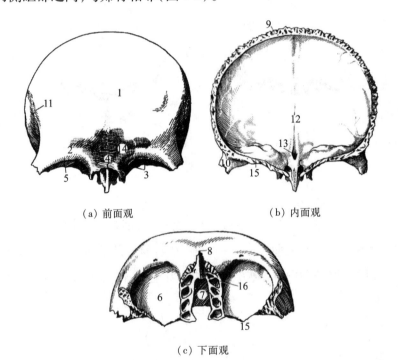

(a) 前面观　　　　　　　　(b) 内面观

(c) 下面观

1—额鳞;2—眉弓;3—眶上缘;4—眉间(印堂);5—眶上孔(切迹);6—眶部(眶鼻板);7—筛骨切迹;8—鼻棘;9—顶缘;10—颧突;11—上颞线;12—额嵴;13—盲孔;14—额窦;15—眶鼻缘;16—额窦口

图8-2　额骨

2. 额骨的连接

额骨的额鳞后缘与顶骨连接,形成冠状缝;眶部的后缘与蝶骨体的前部和蝶骨小翼连接,鼻部与筛骨的筛板连接,共同构成颅前窝;鼻缘与鼻骨、泪骨和上颌骨的额棘连接为鼻根部;眶上缘外侧的颧突与颧骨连接,形成眼眶的外侧缘。

3. 额骨的运动和调整手法

（1）额骨的运动

收缩期额骨向两侧扩展,左右径变宽;上下缘向后移动,前后径缩短。伸展期额骨两侧向中轴收缩,左右径变窄;上下缘向前移动,前后径增长（图8-3）。

收缩期:额骨向两侧扩展,左右径变宽;上下缘向后移动,前后径缩短。

伸展期:额骨两侧向中轴收缩,左右径变窄;上下缘向前移动,前后径增长。

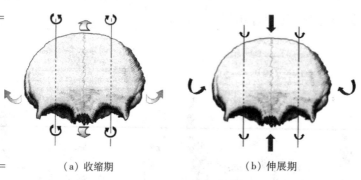

（a）收缩期　　　　　（b）伸展期

图8-3　额骨的运动

（2）额骨的触诊

术者双手中指指尖放在眉弓中点,食指、无名指和小指自然分开放于眉弓上,感受额骨的运动（图8-4）。收缩期额骨两侧外旋,额部变宽,手上有涨满感;伸展期额骨两侧内旋,额部变窄,手部有被牵拉回缩的感觉。

术者双手中指指尖放在眉弓中点,食指、无名指和小指自然分开放于眉弓上,感受额骨的运动。

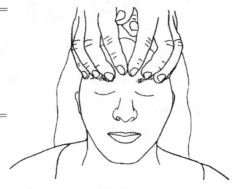

图8-4　额骨的触诊

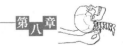

（3）额骨的调整方法

① 额骨提升技术

术者双手向前轻轻牵拉额骨,将额骨与蝶骨大翼分离,直到两骨骨缝之间的结缔组织变软,就如手指有磁力能将额骨向上吸起(图8-5)。然后感受骨缝纤维的弹性,感觉部分组织在松手后像橡皮筋一样来回弹动。当骨缝松解后,可以感受到一种骨性的漂浮感。

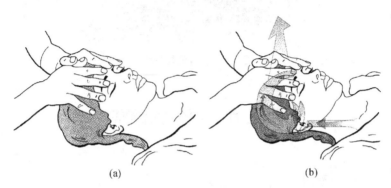

（a）　　　　　　　　　　　　　（b）

双手向前轻轻牵拉额骨,将额骨与蝶骨大翼分离,直到两骨骨缝之间的结缔组织变软,就如手指有磁力能将额骨向上吸起。

图8-5　额骨的提升

② 上矢状窦减压技术

术者双手轻抚额部,拇指交叉放在额中缝两侧,轻轻向对侧推动;或将双手指尖放在额中缝两侧,轻轻牵拉额骨(图8-6)。采用额缝分离手法,可以松解额骨受限的部分,降低上矢状窦压力。

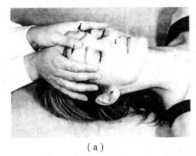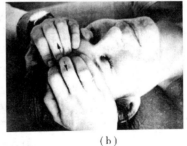

（a）　　　　　　　　　　　　　（b）

双手轻抚额部,拇指交叉放在额中缝两侧,轻轻向对侧推动;或将双手指尖放在额中缝两侧,轻轻牵拉额骨。

图8-6　额缝分离手法

③ 额骨能量技术

术者一手托住枕部,另一手指尖并拢放在额中缝或额鳞(图8-7)。额

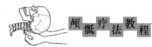

骨能量手法可以松解额骨受限的部分,减轻颅内压力,调整大脑镰的张力。

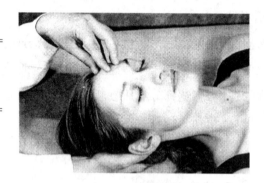

一手托住枕部,另一手指尖并拢放在额中缝或额鳞。

图8-7 额骨能量技术

第二节 顶骨的调整

1. 顶骨的形态

顶骨(Parietal bone)为外凸内凹的四边形扁骨,位于颅顶中部,左右各一(图8-8)。

顶骨为外凸内凹的四边形扁骨,位于颅顶中部。

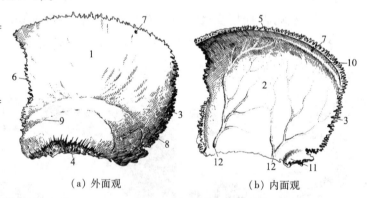

（a）外面观　　　　　　（b）内面观

1—左侧顶骨;2—右侧顶骨;3—枕缘;4—颞鳞缘;5—矢状缘;6—额缘;7—顶孔;8—上颞线;9—下颞线;10—上矢状窦沟;11—乙状窦沟;12—脑膜中动脉沟

图8-8 顶骨

2. 顶骨的连接

顶骨的前缘与额骨连接,形成冠状缝;内侧缘与对侧以锯齿缘连接,形成矢状缝;后缘与枕骨连接,形成人字缝;外侧缘以下斜面与颞骨的上

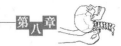

斜面形成顶颞缝。

3. 顶骨的运动和调整手法

（1）顶骨的运动

收缩期两侧顶骨分别向外移动并外旋,矢状缝变宽;伸展期两侧顶骨分别向内移动并内旋,矢状缝变窄（图8-9）。

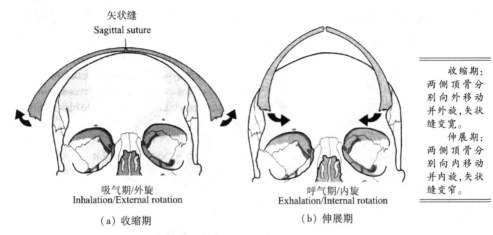

矢状缝
Sagittal suture

吸气期/外旋
Inhalation/External rotation

呼气期/内旋
Exhalation/Internal rotation

（a）收缩期　　　　　（b）伸展期

收缩期:
两侧顶骨分别向外移动并外旋,矢状缝变宽。
伸展期:
两侧顶骨分别向内移动并内旋,矢状缝变窄。

图8-9　顶骨的运动

（2）顶骨的触诊

术者双手合抱受术者头部两侧顶骨,中指对向耳尖,感受顶骨的运动（图8-10）。收缩期两侧顶骨向外扩张,双手有被推开的感觉;伸展期两侧顶骨向中线收拢,双手有被牵引的感觉。

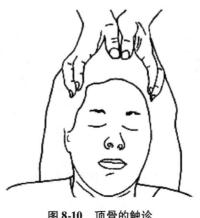

术者双手合抱受术者头部两侧顶骨,中指对向耳尖,感受顶骨的运动。

图8-10　顶骨的触诊

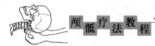
（3）顶骨的调整方法

① 顶骨提升技术

术者双手握住颅顶两侧,中指对向受术者耳廓尖,食、中、无名、小指放在顶颞缝上方,感受顶骨的运动。轻轻向内按压使其与颞骨在紧密结合中轻微地移动,暂停一下以使系统重新调整,然后直接向上牵引顶骨,使其分别与前方的额骨和后方的枕骨分离,提升顶骨以减轻颅内压力（图8-11）。

术者双手合抱受术者头部两侧顶骨,中指对向耳尖,食、中、无名、小指放在顶颞缝上方,感受顶骨的运动。轻轻向内按压使其与颞骨在紧密结合中轻微地移动,暂停一下以使系统重新调整,然后直接向上牵引顶骨,使其分别与前方的额骨和后方的枕骨分离,提升顶骨以减轻颅内压力。

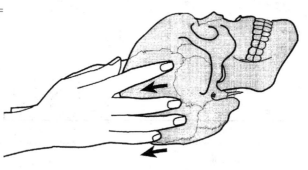

图8-11　顶骨提升技术

② 上矢状窦减压技术

将双手拇指平行放于矢状缝的两侧,在矢状缝两侧轻轻按压,或交叉放在矢状缝的两侧,可以解除顶骨受限制的部分,分离矢状缝,减轻颅内压力,按揉上矢状窦和蛛网膜颗粒,促进脑脊液的流动（图8-12）。

双手拇指放于矢状缝的两侧,其他四指展开放于顶颞缝上方,向上牵引顶骨,使其分别与前方的额骨和后方的枕骨分离。

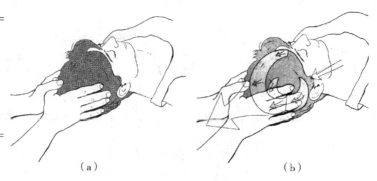

（a）　　　　　　　　　　（b）

图8-12　上矢状窦减压技术

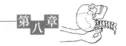

第三节　枕骨的调整

1. 枕骨的形态

枕骨(Occipital bone)位于颅的后下部,是勺状扁骨。以枕骨大孔为中心,前方为基底部,后方为枕鳞,两侧为侧部。侧部的下方有椭圆形的关节面称枕骨髁,与第1颈椎构成寰枕关节(图8-13)。

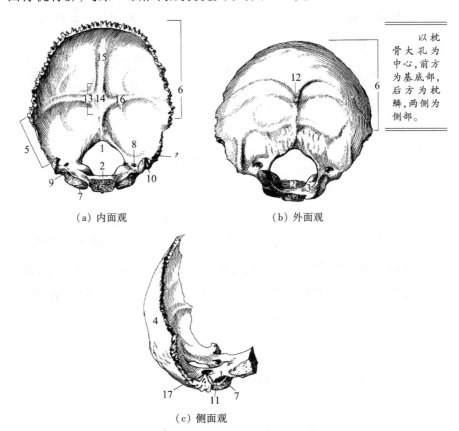

（a）内面观　　　　（b）外面观

以枕骨大孔为中心,前方为基底部,后方为枕鳞,两侧为侧部。

（c）侧面观

1—枕骨大孔;2—基底部;3—外侧部;4—枕鳞;5—人字缝的枕骨部分(连接颞骨);6—人字缝的枕骨部分(连接顶骨);7—枕骨髁;8—髁管;9—舌下神经管;10—颈静脉突;11—颈静脉孔内突;12—枕外隆凸;13—十字隆起;14—枕内隆凸;15—上矢状窦沟;16—横窦沟;17—乙状窦沟

图8-13　枕骨的形态

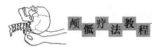
2. 枕骨的连接

枕骨基底部前接蝶骨体,出生时是软骨结合,7 岁后逐渐骨化,15 岁后完全骨化。两侧分别与颞骨岩部连接,后上方与顶骨连接形成人字缝,与颞骨乳突连接的部分称枕乳缝。枕骨与颞骨岩部之间有颈静脉孔,其中有舌咽神经、迷走神经和副神经进出;侧部有舌下神经管,并有舌下神经穿出。

3. 枕骨的运动和调整手法

(1) 枕骨的运动

收缩期枕骨向两侧扩展,左右径变宽;上下侧前移,前后径变短。伸展期枕骨向中轴收缩,左右径变窄;上下侧后移,前后径变长(图 8-14)。

> 收缩期:枕骨向两侧扩展,左右径变宽;上下侧前移,前后径变短。
> 伸展期:枕骨向中轴收缩,左右径变窄;上下侧后移,前后径变长。

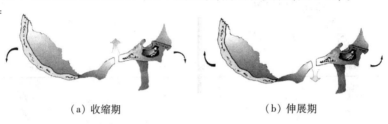

(a) 收缩期   (b) 伸展期

图 8-14　枕骨的运动

(2) 枕骨的触诊

术者双手合抱,托住受术者枕部,食指在乳突的前方,中指放于颞骨乳突的后方,无名指和小指自然分开放在枕外隆凸外侧的上项线,感受枕骨的运动(图 8-15)。收缩期枕骨左右径变宽,双手有涨满感;伸展期左右径变窄,双手有被牵拉回缩的感觉。比较两侧手上的感觉,包括幅度、力的方向、容易转向哪侧等。

> 术者双手合抱,托住受术者枕部,食指在乳突的前方,中指放于颞骨乳突的后方,第四、五指自然分开放在枕外隆凸外侧的上项线,感受枕骨的运动。

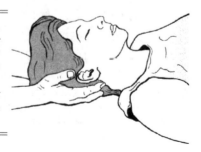

图 8-15　枕骨的触诊

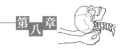

（3）枕骨的调整方法

中指、无名指和小指轻轻地向上、向外拉动，以使其与颞骨分离（图8-16）。如果受术者是婴幼儿，则抱托着枕部即可，动作不宜太大（重）。此法可以解除枕骨受限的部分，调整大脑镰和小脑幕的张力，按压静脉窦，促进脑脊液流动。

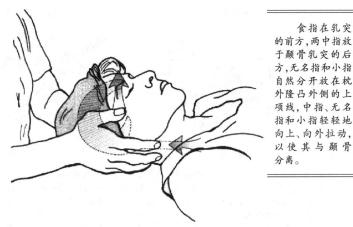

> 食指在乳突的前方，两中指放于颞骨乳突的后方，无名指和小指自然分开放在枕外隆凸外侧的上项线，中指、无名指和小指轻轻地向上、向外拉动，以使其与颞骨分离。

图8-16　调整枕骨

第四节　蝶骨的调整

1. 蝶骨的形态

蝶骨（Sphenoid bone）是形如蝴蝶的不规则骨，位于颅底中央，中部为蝶骨体，其上方的凹陷为垂体窝，容纳垂体。蝶骨体前部有伸向两侧的蝶骨小翼，后方为两侧的蝶骨大翼，还有一对伸向下方的翼突。蝶骨体内的空腔为蝶窦。翼突的根部有翼管（图8-17）。

蝶骨是形如蝴蝶的不规则骨,位于颅底中央,中部为蝶骨体,其上方的凹陷为垂体窝,容纳垂体。蝶骨体前部有伸向两侧的小翼,后方为两侧的大翼,还有一对伸向下方的翼突。

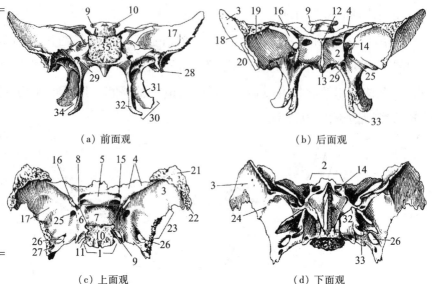

（a）前面观　　　　　　　　（b）后面观

（c）上面观　　　　　　　　（d）下面观

1—蝶骨体；2—接缝；3—大翼；4—小翼；5—交叉沟；6—蝶鞍；7—垂体窝；8—前床突；9—后床突；10—鞍背；11—颈动脉沟；12—蝶骨嵴；13—蝶骨嵴嘴；14—蝶窦口；15—视神经孔；16—眶上裂；17—脑面；18—颞面；19—眶面；20—颧骨缘；21—额骨缘；22—顶骨缘；23—颞鳞边；24—颞下嵴；25—圆孔；26—卵圆孔；27—棘孔；28—蝶骨棘；29—翼突孔；30—翼突；31—翼突外侧板；32—翼突内侧板；33—钩突；34—翼突切迹；35—蝶骨基底连接（连接枕骨）

图 8-17　蝶骨的形态

2. 蝶骨的连接

蝶骨体的前方和蝶骨小翼与额骨连接,构成颅前窝；蝶骨大翼与顶骨和颞骨连接,构成颅中窝；蝶骨小翼根部的孔为视神经孔,有视神经通过；蝶骨小翼和大翼之间的裂隙为眶上裂,有动眼神经、滑车神经、三叉神经的眼神经和展神经进出眼眶。蝶骨体的后方与枕骨基底部连接。

3. 蝶骨的运动和调整手法

（1）蝶骨的运动

收缩期蝶骨前倾,前端下移,后端上移,左右径变窄；伸展期蝶骨后倾,前端上移,后端下移,左右径变宽（图 8-18）。蝶骨与垂体、视器、嗅器等结构密切相关。

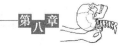
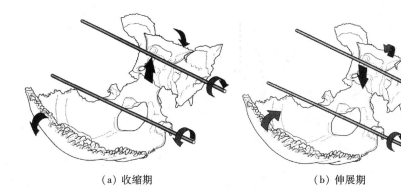

（a）收缩期　　　　　　　　（b）伸展期

收缩期：蝶骨前倾，前端下移，后端上移，左右径变窄。

伸展期：蝶骨后倾，前端上移，后端下移，左右径变宽。

图 8-18　蝶骨的运动

（2）蝶骨的触诊

术者将拇指（或中指）放在受术者眼眶外缘后 1cm，接触蝶骨大翼颞面，感受其运动（图 8-19）。收缩期和伸展期分别做前旋和后旋运动，如齿轮般往返转动。

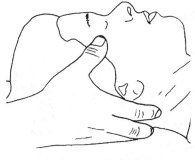

术者将拇指（或中指）放在受术者眼眶外缘后 1cm，接触蝶骨大翼颞面的眶缘，感受其运动。

图 8-19　蝶骨的触诊

（3）蝶骨的调整方法

① 蝶骨提升技术

压揉蝶骨大翼颞面，舒缓附着蝶骨的软组织，然后拇指向前用力牵引（朝向天花板的方向），其余手指下垂以磁化枕骨（图 8-20）。单侧牵引蝶骨时，一手托着枕部，另一手按住蝶骨大翼，沿冠状轴转动。

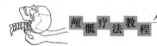
按揉蝶骨大翼颞面,舒缓附着蝶骨的软组织,然后拇指向前用力牵引。

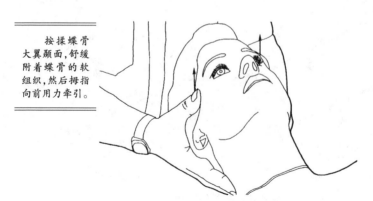

图 8-20　蝶骨的提升

② 蝶骨能量技术

一手食指和中指分开放在患侧翼点,呈"V"形,另一手食指和中指放在对侧(图 8-21)。蝶骨与垂体、视器、嗅器及第 1～6 对脑神经关系密切,故蝶骨能量手法通过调整蝶骨可以改善内分泌、视觉和嗅觉功能,调整第1～6 对脑神经的功能障碍。

一手食指和中指分开放在患侧翼点,呈"V"形,另一手食指和中指放在对侧。

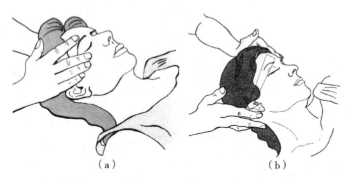

（a）　　　　　　　　　（b）

图 8-21　蝶骨能量法

第五节　颞骨的调整

1. 颞骨的形态

颞骨(Temporal bone)的形态不规则,参与构成颅底和颅腔侧壁。以外耳门为中心,颞骨分为前上方的鳞部、前下方的鼓部和内侧的岩部(图8-22)。

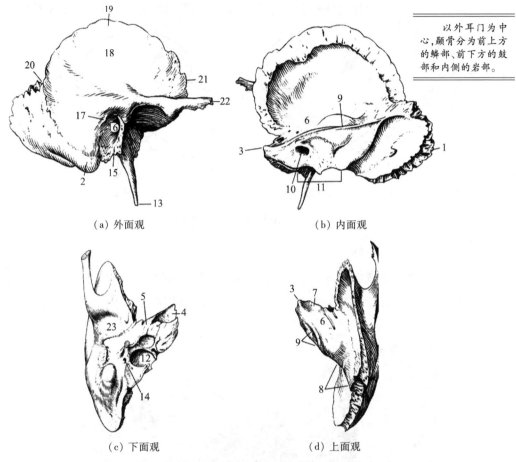

（a）外面观　　　（b）内面观

（c）下面观　　　（d）上面观

1—枕乳缝(颞骨部分);2—乳突;3—颞骨岩部尖;4—颈动脉管;5—鼓膜张肌管;6—颞骨岩部前面;7—三叉神经节压迹;8—颞骨岩部上缘;9—岩上窦沟;10—内耳道;11—颈静脉孔切迹;12—颈静脉窝;13—茎突;14—茎乳孔;15—鼓环;16—外耳道;17—室上棘;18—颞骨鳞部;19—顶缘(连接顶骨);20—顶骨切迹;21—蝶缘(连接蝶骨);22—颞骨颧突;23—下颌窝

图8-22　颞骨的形态

2. 颞骨的连接

颞鳞的前缘与蝶骨大翼相遇在翼点,上缘与顶骨形成顶颞缝,乳突的后缘与枕骨连接处是枕乳缝;颞骨的颧突与颧骨形成颧弓;颧突的根部为下颌窝,与下颌骨的下颌头构成颞下颌关节;下颌窝的后方为外耳门。

157

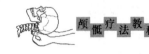
3. 颞骨的运动和调整手法

（1）颞骨的运动

收缩期颞骨向外移动并外旋,伸展期颞骨向内移动并内旋(图8-23)。

收缩期:
颞骨向外移
动并外旋。
伸展期:
颞骨向内移
动并内旋。

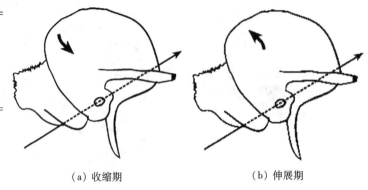

（a）收缩期　　　　　　　（b）伸展期

图8-23　颞骨的运动

（2）颞骨的触诊

嘱受术者缓慢地张口和闭口,先舒缓颞下颌关节四周的肌肉。采用尤普勒捷握持法感受颞骨的运动,收缩期和伸展期分别做外旋和内旋运动(图8-24)。

采用尤普
勒捷握持法感
受颞骨的运动,
收缩期和伸展
期分别做外旋
和内旋运动。

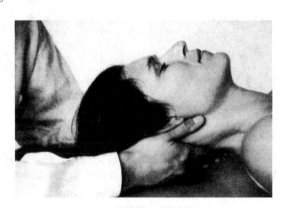

图8-24　触诊颞骨

（3）颞骨的调整方法

① 双侧牵引颞骨

将拇指放在外耳门中(不要堵塞),以拇指和食指抓住耳廓,其余三指放在外廓的后下方(图8-25)。手指尽可能放在靠近颞骨的乳突部,远

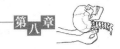

离耳廓的弹性软骨。用向外侧、后方和下方的混合力牵拉耳廓,可以牵拉颞骨,调整小脑幕的张力。

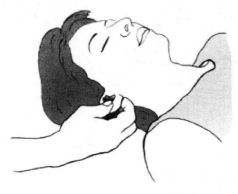

　　将拇指放在外耳门中(不要堵塞),以拇指和食指抓住耳廓,其余三指放在外耳门的后下方。用向外侧、后方和下方的混合力牵拉耳廓。

图8-25　双侧牵引颞骨

　　② 单侧牵引颞骨

　　一手拇指放在患侧外耳门中(不要堵塞),以拇指和食指抓住耳廓(如双侧牵拉),轻轻向外牵拉;另一手食指和中指并拢,用指尖放在对侧乳突(图8-26)。

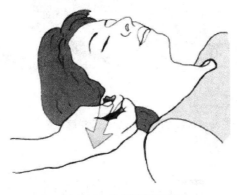

　　一手拇指放在患侧外耳门中(不要堵塞),以拇指和食指抓住耳廓(如双侧牵拉),轻轻向外牵拉;另一手食指和中指并拢,用指尖放在对侧乳突。

图8-26　单侧牵引颞骨

　　③ 摇动颞骨技术

　　将中指放在外耳门中(不要堵塞),食指放在颧弓,拇指放在额结节,无名指放在乳突,小指自然放置,向前方摇动颞骨,感觉颞骨漂浮移动(图8-27)。

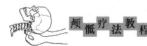
中指放在
外耳门中(不要
堵塞),食指放
在颧弓,拇指放
在额结节,无名
指放在乳突,小
指自然放置,向
前方摇动颞骨。

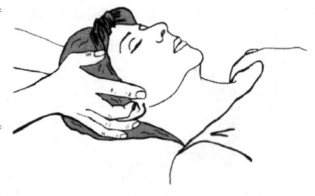

图 8-27　摇动颞骨

④ 枕乳缝松解技术

两手握持头部,两拇指放在患侧枕乳缝的两侧,即一手拇指在枕鳞,另一手拇指在乳突,同时向上、向下发力分离枕乳缝(图 8-28)。该技术可以松解迷走神经压迫,调节腹腔脏器功能。

一手拇指
在枕鳞,另一手
拇指在乳突,同
时向上、向下发
力分离枕乳缝。

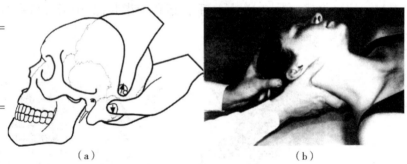

　　(a)　　　　　　　　　　　　　　　(b)

图 8-28　枕乳缝松解

第六节　筛骨的调整

1. 筛骨的形态

筛骨(Ethmoid bone)位于两眼眶之间,构成鼻腔的顶和外侧壁,可分为水平板、垂直板和两侧的筛骨迷路。水平板是鼻腔的顶,其上有孔为筛孔,有嗅神经通过;垂直板的上部突出为鸡冠,下部伸入鼻腔,与犁骨连接构成骨性鼻中隔;筛骨迷路内有许多小的空腔称筛窦,筛窦分为前、中、后三组(图8-29)。

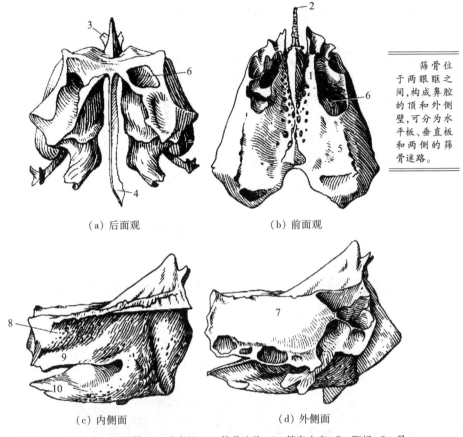

（a）后面观　　　　　　　　　（b）前面观

筛骨位于两眼眶之间,构成鼻腔的顶和外侧壁,可分为水平板、垂直板和两侧的筛骨迷路。

（c）内侧面　　　　　　　　　（d）外侧面

1—筛板；2—鸡冠；3—鸡冠翼；4—垂直板；5—筛骨迷路；6—筛窦小室；7—眶板；8—最上鼻甲；9—上鼻甲；10—中鼻甲

图8-29　筛骨的形态

2. 筛骨的连接

筛骨位于呼吸道的起始部,既是颅底中轴又是颜面的中心,与周围颅骨形成复杂的连接。筛骨水平板与两侧额骨眶板连接,是颅前窝的中央,突出的鸡冠是大脑镰的起点。垂直板与犁骨连接构成骨性鼻中隔。

3. 筛骨的运动和调整手法

（1）筛骨的运动

收缩期筛骨前部上移,左右径变宽;伸展期筛骨前部下移,左右径变

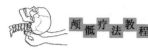
窄(图8-30)。筛骨错位时可以影响到额骨、蝶骨、犁骨和上颌骨等,引起相应的功能障碍,甚至引起鼻炎、鼻窦炎、头疼或嗅觉异常。由于大脑镰附着于鸡冠,因而两者之间可能相互影响。

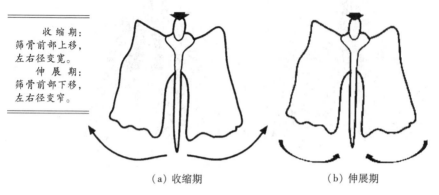

收缩期:
筛骨前部上移,
左右径变宽。
伸展期:
筛骨前部下移,
左右径变窄。

（a）收缩期　　　　　　　　　（b）伸展期

图8-30　筛骨的运动

（2）筛骨的触诊

术者左手抓住两侧的蝶骨大翼,右手食指和中指放在额鼻缝的两侧,触诊筛骨的运动(图8-31)。

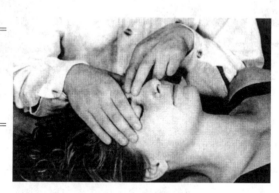

左手抓住两侧的蝶骨大翼,右手食指和中指放在额鼻缝的两侧,触诊筛骨的运动。

图8-31　筛骨的触诊

（3）筛骨的调整

① 筛骨减压技术

左手托住枕部,右手中指放在额鼻缝的上方,轻轻按压额部,放松筛骨鸡冠及附着的大脑镰,减轻颅内的压力(图8-32)。

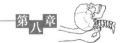

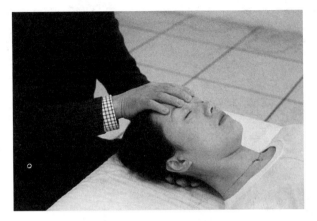

图8-32　筛骨减压技术

② 额骨传导技术

两侧中指放在眉弓中点,食指并拢放在额鼻缝的上方,轻轻向上牵拉额骨,间接传导力量放松筛骨(图8-33)。

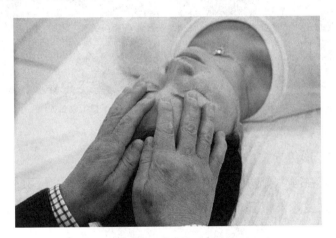

食指并拢放在额鼻缝的上方,轻轻向上牵拉额骨,间接传导力量放松筛骨。

图8-33　额骨传导技术

③ 犁骨传导技术

术者一手跨越额骨,拇指和无名指分别抓住蝶骨大翼。另一手食指伸入口腔,在腭中缝的前端和后端按压,利用犁骨为杠杆传导力量,间接调整筛骨(图8-34)。

163

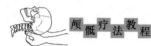
食指伸入口腔,在腭中缝的前端和后端按压,利用犁骨为杠杆传导力量,间接调整筛骨。

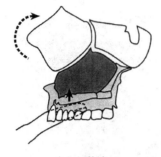
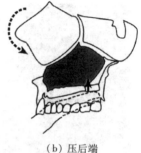

（a）压前端　　　　　　　（b）压后端

图 8-34　犁骨传导技术

④ 鼻骨传导技术

一手按压额部,另一手拇指和食指分开放在鼻背两侧,两手向上、下两个方向牵引;或一手按压额部,另一手拇指放在鼻背向对侧牵引,可以放松筛骨(图 8-35)。

一手按压额部,另一手拇指和食指分开放在鼻背两侧,两手向上、下两个方向牵引。
一手按压额部,另一手拇指放在鼻背向对侧牵引,可以放松筛骨。

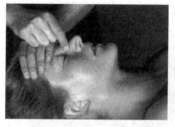
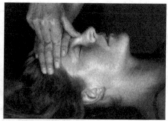

（a）拇指和食指分开放在鼻背两侧　　　（b）拇指放在鼻背

图 8-35　鼻骨传导技术

⑤ "V"形传导技术

左手放在额鼻缝两侧呈"V"形,右手放在星穴(枕骨、颞骨乳突和顶骨交汇处),发送能量到患处(图 8-36)。

左手放在额鼻缝两侧呈"V"形,右手放在星穴(枕骨、颞骨乳突和顶骨交汇处)。

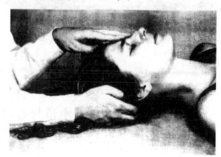

图 8-36　"V"形传导技术

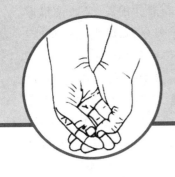

第九章 |

面颅骨的调整

面颅骨位于头部的前下方,成人有15块面颅骨,即单块的犁骨、下颌骨和舌骨,成对的上颌骨、颧骨、鼻骨、泪骨、下鼻甲和腭骨(图9-1)。面颅骨相互连接围成眼眶、骨性鼻腔和口腔,形成颜面的支架,所以又称内脏颅(Visceral cranium)。

眼眶由额骨、蝶骨、颧骨、上颌骨、腭骨、筛骨和泪骨围成,呈四棱锥形的骨腔,分为眼眶底、眼眶尖和上、下及内、外壁等部分,眼眶内容纳眼球、眼外肌、血管、神经和眶脂体,有孔裂和管道与其他部位相通。

鼻腔由上颌骨、腭骨、筛骨、蝶骨和犁骨围成,呈梯形的骨腔,有鼻前孔、鼻后孔和上、下及内、外壁,鼻前孔与外界相通,鼻后孔与咽相通,筛骨的水平板是鼻腔的顶,上颌骨腭突和腭骨水平板是鼻腔的底与口腔分隔,筛骨的垂直板与犁骨连接成鼻中隔。鼻腔是呼吸道的起始部,上部的黏膜为嗅器,周围有鼻旁窦围绕。

骨性口腔由上颌骨、腭骨和下颌骨围成,口腔上壁是硬腭,由上颌骨腭突和腭骨水平板构成,与鼻腔分隔。口腔的底缺如,活体有软组织封闭。口腔内,舌是肌性器官,舌黏膜是味器。

颜面侧面有外耳门,向内通外耳道、中耳鼓室和内耳。鼓室内有听小骨及运动听小骨肌,内耳有骨迷路和膜迷路,膜迷路的前庭器和蜗器分别是头部的位觉感受器和听觉感受器。

面部眼眶、鼻腔、口腔和耳道与周围的肌筋膜一起形成功能复合体,共同执行相应功能。这些复合体也是手法调整的重要部位。

面颅骨:
单块的犁骨、下颌骨和舌骨,成对的上颌骨、颧骨、鼻骨、泪骨、下鼻甲和腭骨。

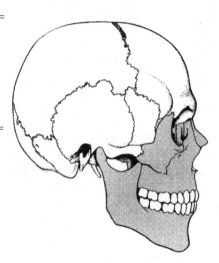

图9-1 面颅骨

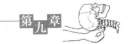

第一节　上颌骨的调整

1. 上颌骨的形态

上颌骨左右各一,位于颜面的中央,构成鼻腔的外侧壁、口腔顶和眶下壁。上颌骨中部为上颌体,呈三棱锥形,内含上颌窦,从上颌体发出四个突起,包括向内上方的额突、外上方的颧突、向内水平伸出的腭突和向下呈弓形的牙槽突(图9-2)。

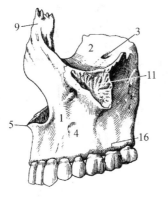
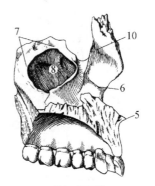

（a）外面观　　　　　（b）内面观

> 上颌骨中部为上颌体,呈三棱锥形,内含上颌窦,从上颌体发出四个突起,包括向内上方的额突、外上方的颧突、向内水平伸出的腭突和向下呈弓形的牙槽突。

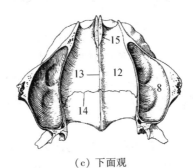

（c）下面观

1—上颌骨体;2—眶面;3—眶下孔(管);4—颌面;5—前鼻棘;6—鼻甲嵴;7—上颌窦口;8—上颌窦;9—上颌骨额突;10—筛切迹;11—上颌骨颧突;12—上颌骨腭突;13—腭正中缝;14—腭横缝;15—切牙孔;16—上牙槽

图9-2　上颌骨的形态

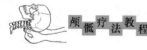
2. 上颌骨的连接

两侧上颌骨体和腭突在中线连接,腭突后缘与腭骨的水平板连接共同构成骨腭,分隔鼻腔和口腔;额突、鼻骨和泪骨与额骨连接,共同构成鼻梁;颧突与颧骨连接成颧弓;牙槽突长有牙齿,与下颌牙相咬合。

3. 上颌骨的运动和调整手法

(1)上颌骨的运动

收缩期上颌骨外旋,左右径变宽,鼻腔变小;伸展期上颌骨内旋,左右径变窄,鼻腔变大(图9-3)。

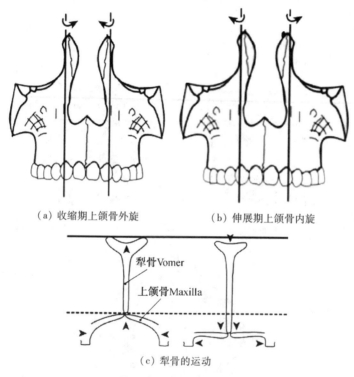

(a)收缩期上颌骨外旋   (b)伸展期上颌骨内旋

犁骨 Vomer

上颌骨 Maxilla

(c)犁骨的运动

图9-3　上颌骨的运动

(2)上颌骨的触诊

双手轻轻触摸面部,"磁化"上颌骨周围骨缝的软组织,感受上颌骨的运动(图9-4)。吸气期上颌骨外旋,手有被推开的感觉;呼气期上颌骨内旋,手有被牵拉回缩的感觉。

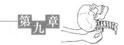

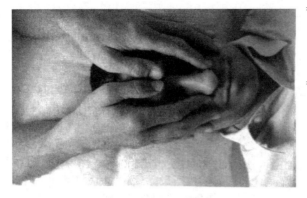

双手轻轻触摸面部,感受上颌骨的运动。

图9-4　触诊上颌骨

（3）上颌骨的调整

① 双侧上颌骨牵引

一手跨越额部,拇指和食指抓住蝶骨大翼。另一手捏着门齿（中、侧切牙）,轻轻向下牵引上颌骨（不可太用力）,使上颌骨与颧骨分离（图9-5）。

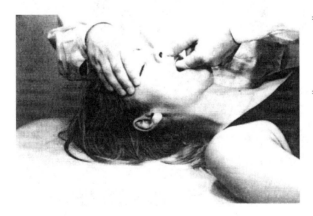

捏着门齿（中、侧切牙）,轻轻向下牵引上颌骨。

图9-5　双侧上颌骨牵引

② 上颌骨提升技术

一手跨越额部,拇指和食指抓住蝶骨大翼。另一手食指和中指伸入口中,抵住第三磨牙,轻轻向前牵引上颌骨（不可太用力）,牵拉提升上颌骨（图9-6）。

食指和中指伸入口中,抵住第三磨牙,轻轻向前牵引上颌骨。

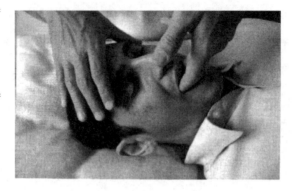

图9-6 上颌骨提升技术

③ 上颌骨旋转技术

左手拇指与其余四指分开握住蝶骨大翼,右手拇指和食指伸入口腔前庭,握住上颌骨,绕矢状轴向两侧来回旋转(图9-7)。

拇指和食指伸入口腔前庭,握住上颌骨,绕矢状轴向两侧来回旋转。

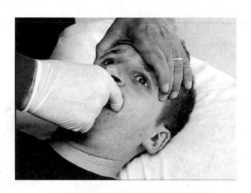

图9-7 上颌骨旋转技术

第二节 颧骨的调整

1. 颧骨的形态和连接

颧骨位于眶的外下方,呈菱形(图9-8)。颧骨的颞突向后连接颞骨的颧突,构成颧弓;内侧与上颌骨的颧突连接,上方与额骨连接。颧骨参与构成眶的外下壁、颞窝和面颊。颧骨形成面部的骨性突起,是颜面整形时的重要部位。

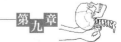

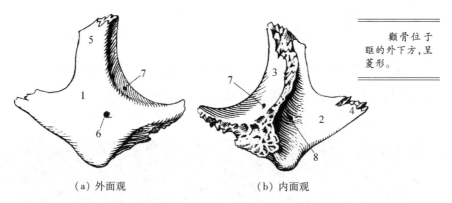

（a）外面观　　　　　　　　（b）内面观

> 颧骨位于眶的外下方，呈菱形。

1—颌面；2—颞面；3—眶面；4—颧骨颞突；5—颧骨额突；6—眶下孔；7—颧骨眶孔；8—颧颞孔

图9-8　颧骨的形态

2. 颧骨的运动和调整手法

（1）颧骨的运动和触诊

收缩期颧骨外旋，伸展期颧骨内旋（图9-9）。术者双手轻抚面部，掌心对向颧骨，感受其运动；或用拇指、食指和中指触摸颧骨（图9-10）。

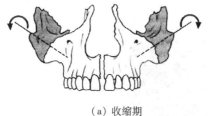

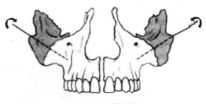

> 收缩期颧骨外旋，伸展期颧骨内旋。

（a）收缩期　　　　　　　　（b）伸展期

图9-9　颧骨的运动

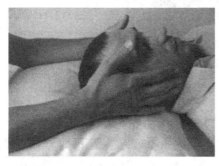

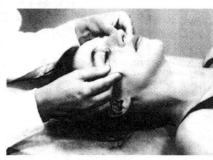

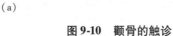

> 术者双手轻抚面部，掌心对向颧骨。
> 用拇指、食指和中指触摸颧骨。

（a）　　　　　　　　　　　　（b）

图9-10　颧骨的触诊

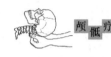
（2）颧骨的调整

① 颧骨牵引技术

术者双手手指屈曲，指尖位于颧骨与上颌骨连接处（颧颌缝），握住颧骨向上、向外牵引，放松颧骨。拇指和食指捏着颧骨（眼眶的外下方），轻轻牵引（图9-11）。

指尖位于颧骨与上颌骨连接处（颧颌缝），握住颧骨向上、向外牵引，放松颧骨。

拇指和食指捏着颧骨（眼眶的外下方），轻轻牵引。

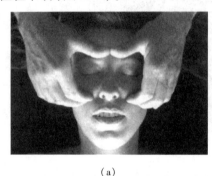 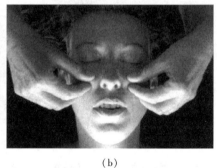

（a）　　　　　　　　　　（b）

图9-11　颧骨牵引技术

② 颧骨按压技术

拇指按压颧骨，向外下方牵引（图9-12）。可以按摩上颌窦，放松眶下神经。

拇指按压颧骨，向外下方牵引。

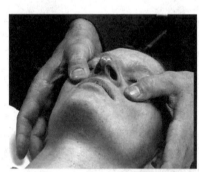

图9-12　颧骨按压技术

③ 颧骨能量手法

术者食指和中指分开，跨越颧骨，发送能量给颧骨。或一手食指和中指分开，跨越患侧颧骨（颧颌缝两侧），另一手食指和中指并拢放在对侧颧骨，发送很小的力量给患侧颧骨（图9-13）。通过调整颧骨，也可以纠正面部的形状。

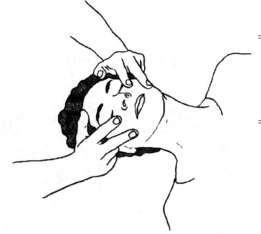

一手食指和中指并拢放在患侧骨缝,另一手食指和中指分开,跨越颧骨。

图 9-13　颧骨能量手法

第三节　鼻骨和泪骨的调整

1. 鼻骨和泪骨的形态和连接(图 9-14)

鼻骨位于鼻背,长方形,上窄下宽。两侧鼻骨在中线上连接,上缘与额骨连接,外侧与上颌骨的额突连接,下缘游离成梨状孔的上缘。

泪骨位于眶内侧,薄而不规则。前接上颌骨的额突,后连筛骨迷路,前后缘之间有上下走向的泪沟通鼻腔,泪沟上端与上颌骨构成泪囊窝。

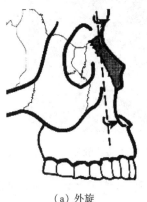

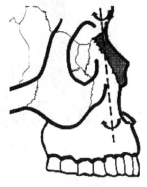

鼻骨位于鼻背,长方形,上窄下宽。泪骨位于眶内侧,薄而不规则。

（a）外旋　　　　　　　　（b）内旋

图 9-14　鼻骨和泪骨的形态

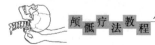

2. 鼻骨和泪骨的运动和调整

（1）鼻骨和泪骨的运动

吸气期鼻骨外旋，呼气期鼻骨内旋（图9-15）。

吸气期鼻骨外旋。
呼气期鼻骨内旋。

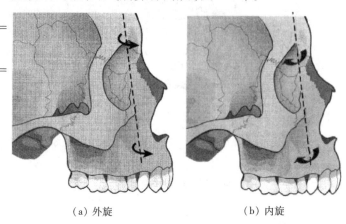

（a）外旋　　　　　　　　（b）内旋

图9-15　鼻骨和泪骨的运动

（2）鼻骨和泪骨的调整方法

术者将双手分别轻轻地放在额鼻缝的两侧，感受鼻骨和泪骨的运动。然后向不同的方向用力，牵拉鼻骨和泪骨，解除周围的受限部分（图9-16）。

术者将双手分别轻轻地放在额鼻缝的两侧，感受鼻骨和泪骨的运动。

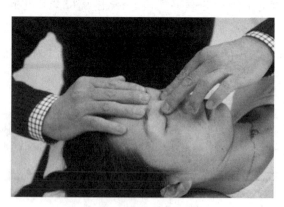

图9-16　鼻骨和泪骨的运动和触诊

术者一手跨越额部，拇指和中指抓住蝶骨大翼；另一手抓住鼻骨，轻轻地用力提升鼻骨（图9-17a）。也可以单侧调整鼻骨和泪骨（图9-17b）。

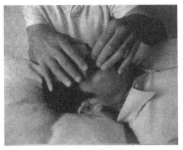

（a）双侧调整　　　　　　　　（b）单侧调整

图 9-17　鼻骨和泪骨的调整

第四节　腭骨的调整

1. 腭骨的形态和连接

　　腭骨位于上颌骨的后方,呈"L"形,分为垂直板和水平板两部分,构成鼻腔的外侧壁的一部分和硬腭的后份(图 9-18)。垂直板外侧面参与构成翼腭窝和翼腭管,垂直板的上缘有眶突和蝶突,两突之间与蝶骨形成蝶腭孔,是鼻腔和翼腭窝之间的通道;两侧水平板连接,并与上颌骨的腭突共同构成骨腭,分隔鼻腔和口腔。

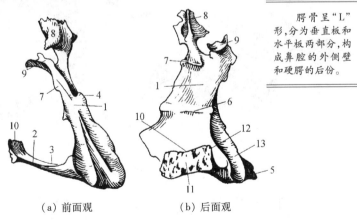

> 腭骨呈"L"形,分为垂直板和水平板两部分,构成鼻腔的外侧壁和硬腭的后份。

（a）前面观　　　　　　（b）后面观

1—垂直板；2—水平板；3—鼻面；4—上颌面；5—锥状突；6—鼻甲嵴；7—筛嵴；8—眶突；9—蝶骨突；10—鼻嵴；11—腭中缝；12—鼻后棘；13—腭大孔沟

图 9-18　腭骨的形态

175

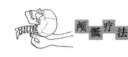

2. 腭骨的运动和调整

（1）腭骨的运动和触诊

吸气期腭骨外旋，呼气期腭骨内旋（图9-19）。

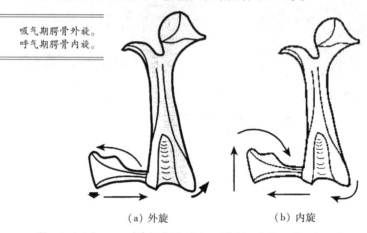

吸气期腭骨外旋。
呼气期腭骨内旋。

（a）外旋   （b）内旋

图9-19　腭骨的运动

左手跨越额鳞握住两侧蝶骨大翼，右手食指和中指伸入口腔，放在腭中缝的两侧，感受腭骨的运动（图9-20）。

食指和中指伸入口腔，放在腭中缝的两侧，感受腭骨的运动。

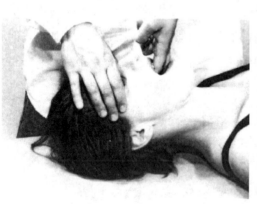
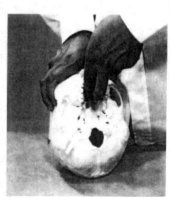

（a）   （b）

图9-20　腭骨的运动和触诊

（2）腭骨的调整方法

抵住硬腭后部，向后、向侧方牵引放松腭骨（图9-21）。

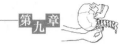

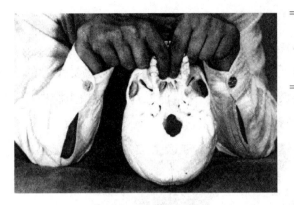

左手握住额骨,右手食指和中指伸入口腔抵住硬腭后部,向后、向侧方牵引。

图9-21 腭骨的调整

第五节 犁骨的调整

1. 犁骨的形态和连接

犁骨位于正中后下部,为斜方形骨板,构成鼻中隔的后下部分(图9-22)。上接蝶骨体,下连硬腭,前上缘连接筛骨垂直板,后缘游离。

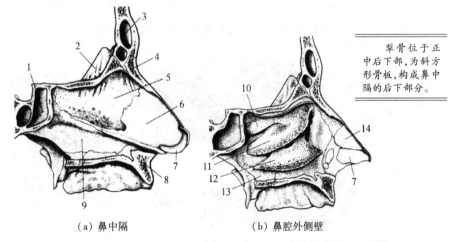

犁骨位于正中后下部,为斜方形骨板,构成鼻中隔的后下部分。

(a) 鼻中隔   (b) 鼻腔外侧壁

1—蝶窦;2—鸡冠;3—额窦;4—右侧鼻骨;5—筛骨垂直板;6—鼻中隔软骨;7—鼻翼;8—右侧上颌骨;9—犁骨;10—上鼻甲;11—中鼻甲;12—下鼻甲;13—左侧腭骨;14—外侧鼻软骨

图9-22 犁骨的形态

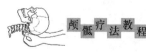
2. 犁骨的运动和调整手法

（1）犁骨的运动和触诊

犁骨的下部与硬腭连接，可以触诊硬腭感受犁骨的运动。治疗师左手抓住两侧蝶骨大翼，右手食指伸入口腔，触摸上腭中线。吸气期犁骨下降，呼气期犁骨上升（图9-23）。

食指伸入口腔，触摸上腭中线。

吸气期犁骨下降，呼气期犁骨上升。

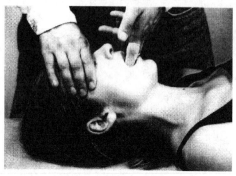

（a）触诊硬腭感受犁骨的运动

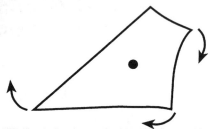

（b）犁骨运动示意图

图9-23　犁骨触诊

（2）犁骨的调整手法

调整犁骨可以用犁骨泵技术。左手抓住两侧蝶骨大翼，右手食指伸入口腔，触摸上腭中线，交替按压犁骨下缘的前端和后端（图9-24）。

犁骨运动和调整手法。

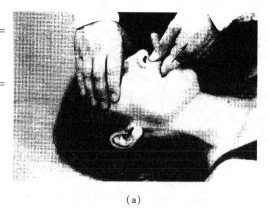

（a）

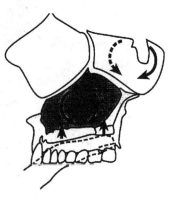

（b）

图9-24　犁骨调整

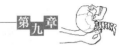

第六节　下颌骨的调整

1. 下颌骨的形态

下颌骨位于面部的前下方,呈马蹄形,分为弓形的下颌体和两侧的下颌支(图9-25)。下颌体弓突向前,分内、外两面和上、下两缘。下颌体外面正中有颏隆突,向外有开向后上方的颏孔,是下颌管的外口;下颌体内面正中线两侧有颏棘,是肌肉附着点,外侧有舌下腺窝;稍后有颌下腺窝。下颌体上缘有容纳下颌牙的下牙槽。下颌支自下颌体后方向后上伸出,内面有下颌孔,是下颌管的内口;下颌体和下颌支结合处的后缘有下颌角;上缘伸出两个突起,前方的突起为喙突,后方的突起为关节突,其末端为下颌小头,与颞骨的下颌窝形成颞下颌关节;两突起间为下颌切迹。

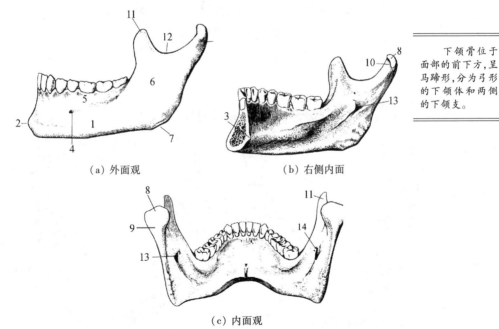

（a）外面观　　　　（b）右侧内面

（c）内面观

> 下颌骨位于面部的前下方,呈马蹄形,分为弓形的下颌体和两侧的下颌支。

1—下颌体;2—颏结节;3—颏棘;4—颏孔;5—下颌牙槽;6—下颌支;7—下颌角;8—下颌头(关节髁);9—下颌颈;10—翼窝;11—冠突;12—下颌切迹;13—下颌孔;14—小舌

图9-25　下颌骨的形态

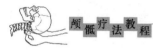
2. 下颌骨的连接

下颌骨与颞骨之间构成颞下颌关节,是一对联动关节。关节腔内有"S"形的关节盘,关节囊周围有韧带加强。颞下颌关节可做三轴运动,在额状轴进行下颌骨的上升和下降运动、前移和后伸运动及侧方运动(图9-26)。

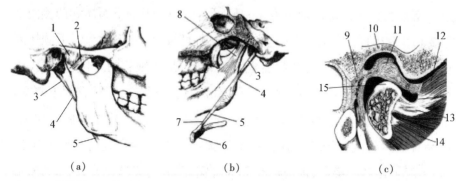

（a）　　　　　　　　　（b）　　　　　　　　　（c）

1—关节囊;2—颞下颌韧带;3—茎突;4—茎突下颌韧带;5—茎突舌骨韧带;6—舌骨;7—舌骨小角;8—筛骨下颌韧带;9—关节盘后韧带;10—下颌窝;11—关节盘;12—翼外肌上腹;13—翼外肌腱;14—翼外肌下腹;15—下颌髁关节面

图9-26　下颌骨的连接

3. 下颌骨的运动和调整手法

（1）下颌骨的运动

收缩期下颌骨外旋,伸展期下颌骨内旋(图9-27)。

收缩期
下颌骨外旋。
伸展期
下颌骨内旋。

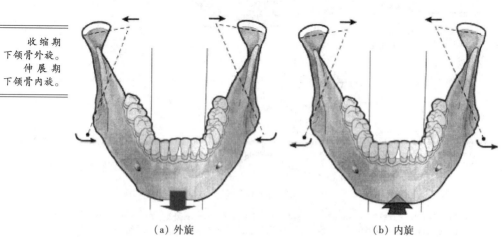

（a）外旋　　　　　　　　　　（b）内旋

图9-27　下颌骨的运动

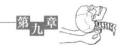

（2）下颌骨的触诊

双手手掌抚触侧面部，掌心对向颞下颌关节，感受下颌骨的运动。收缩期下颌支外旋，伸展期下颌支内旋（图9-28）。

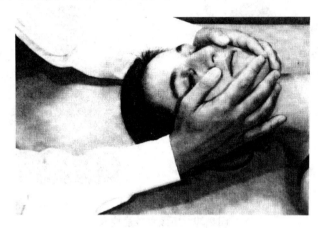

> 收缩期下颌支外旋，伸展期下颌支内旋。

图9-28　下颌骨的触诊

（3）下颌骨的调整

① 下颌骨牵引

术者双手无名指托住下颌角，中指在下颌缘，食指在下颌体，轻轻向前下方推拉，牵引下颌骨（图9-29a）。术者将拇指放在口内，握住下颌角，在口内牵引下颌骨（图9-29b）。放松下颌关节周围肌肉，协调功能运动。

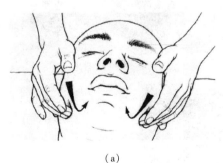

（a）

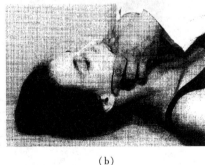

（b）

> 术者双手无名指托住下颌角，中指在下颌缘，食指在下颌体，轻轻向前下方推拉，牵引下颌骨。
> 术者将拇指放在口内，握住下颌角，在口内牵引下颌骨。

图9-29　下颌骨牵引

② 下颌骨能量技术

将食指、中指放在受术者下颌支后方的凹陷中，手指向下方推动，在

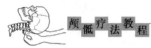

推动的末尾添加一个向前的动作(仰卧位向天花板),以模拟受术者的下颌前伸运动(图 9-30)。

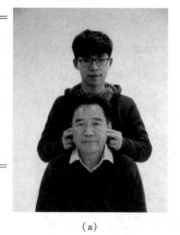 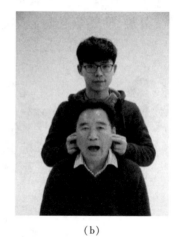

将食指、中指放在受术者下颌支后方的凹陷中,手指向下方推动,在推动的末尾添加一个向前的动作(仰卧位向天花板)。

（a）　　　　　　　　　　　（b）

图 9-30　下颌骨能量技术

③ 下颌骨掌抚技术

术者用手掌轻抚侧面部,刺激三叉神经的下颌神经的分支,包括感觉支和咀嚼肌支,同时滋养面神经,改善面神经的功能(图 9-31)。

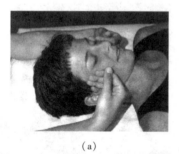 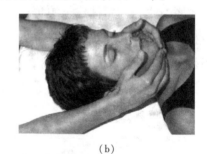

术者用手掌轻抚侧面部,刺激三叉神经的下颌神经的分支,同时滋养面神经,改善面神经的功能。

（a）　　　　　　　　　　　（b）

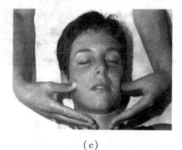

（c）

图 9-31　下颌骨掌抚技术

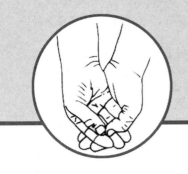

第十章 |

横向结构区的调整

人体是不可分割的有机整体,其结构和功能的基本单位是细胞。细胞之间存在一些不具细胞形态的细胞间质。许多形态和功能相似的细胞与细胞间质共同构成组织。人体组织分为上皮组织、结缔组织、肌肉组织和神经组织,这是构成人体各器官和系统的基础,故称为基本组织。几种组织互相结合,成为具有一定形态和功能的结构,称为器官,如心、肝、脾、肺、肾等。在结构和功能上密切相关的一系列器官联合起来,共同执行某种生理活动,便构成一个系统。人体可分为运动、消化、呼吸、泌尿、生殖、循环、内分泌、感觉及神经九个系统。各系统在神经系统的支配和调节下,既分工又合作,实现各种复杂的生命活动,使人体成为一个完整统一的有机体。

同时,人体可分为若干局部,如头、颈、躯干和四肢,躯干又可分为胸部、腹部和盆部,四肢有上肢和下肢之分。各个部分之间既有区分又有联系,相邻部位之间的过渡区的结构和功能具有一定的特征,也是结构和功能障碍好发的部位。整骨疗法及其分支系统特别关注这些毗邻区域,称之为"横向结构区"或"横隔膜"。主要的横向结构区有舌骨区、胸廓上口区、胸廓下口区和盆底区(图10-1)。

解剖学上筋膜的概念是柔软的贯穿全身的结缔组织,在结构上具有分层、包裹或袋状的膜性结构。全身的筋膜可分为两部分:一部分是位于颅腔和椎管内的包裹脑和脊髓的被膜系统,另一部分是颅腔和椎管以外的浅、深筋膜系统。两部分筋膜在颅底和椎间孔等部位直接联系,在解剖上有密切的连贯性,并按照共同的颅骶节律持续地运动。在颅骶疗法中,"横隔膜"被认为是一种概念上的架构,意指"横向受限隔膜"(Cross-restricting diaphragms),是纵向分布的肌肉和筋膜的支撑系统,代表了筋膜系统内张力较高的部分。所以,这些部位通常是筋膜系统功能障碍的位置。检查时应注意脉动速度的快慢、振幅大小、两侧对称性、脉动品质,以及颅骶节律在全身上下所能感受到的回馈感(Reflection)。手法调整可以有效地松弛肌筋膜的紧张状态和恢复功能。

主要的横向结构区有舌骨区、胸廓上口区、胸廓下口区和盆底区。

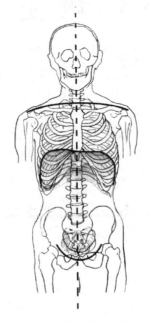

图10-1 人体"横向结构区"

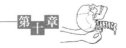

第一节　舌骨区的调整

　　颈部舌骨所在的部位称舌骨区,其上界为颏结节向两侧下颌缘、下颌角到乳突的连线,下界为胸骨柄上缘和锁骨内侧端,两侧界为胸锁乳突肌的前缘。舌骨经舌骨上、下肌群及颈深筋膜与头部和胸部联系,参与发音、吞咽和呼吸等活动,容易发生功能活动受限。调整舌骨可以改善血液循环和淋巴回流,改善膈神经、迷走神经、颈交感神经的功能。

　　1. 舌骨区的结构

　　舌骨为一"U"形的不规则骨,位于颈前区。颈前区上界为下颌骨下缘,内侧界为颈前正中线,外侧界为胸锁乳突肌前缘。舌骨是颈前区的重要骨性标志,分为舌骨上区和舌骨下区。舌骨区由浅入深有皮肤、浅筋膜、颈深筋膜及筋膜间隙,以及颈深筋膜包裹的肌肉、器官、血管、神经和淋巴结等(图10-2)。舌骨上、下肌群及封套筋膜附着于舌骨,经常出现过度收缩或张力过高现象,这不仅影响颈部器官的活动和功能,而且影响胸廓上口的正常活动。

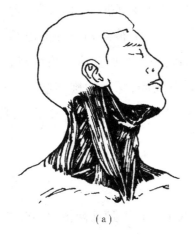

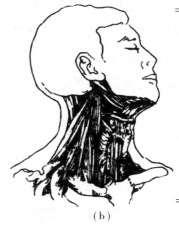

　　舌骨为一"U"形的不规则骨,位于颈前区。颈前区上界为下颌骨下缘,内侧界为颈前正中线,外侧界为胸锁乳突肌前缘。舌骨是颈前区的重要骨性标志,分为舌骨上区和舌骨下区。

（a）　　　　　　　　　　（b）

图 10-2　舌骨区的结构

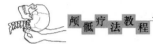

① 颈部皮肤较薄,移动度较大,皮纹呈横向分布。

② 浅筋膜是一层含有脂肪的疏松结缔组织,内含一层菲薄的颈阔肌、颈前静脉、颈外静脉、颈外浅淋巴结、颈丛皮支和面神经颈支等。

③ 颈深筋膜浅层(封套筋膜)包绕颈部深层各个结构,向上附于头颈交界处,向下附于颈与胸、上肢交界处,在颈两侧包裹胸锁乳突肌和斜方肌,向后附于项韧带和第 7 颈椎棘突,并包裹下颌下腺和腮腺。

④ 舌骨上区位于下颌骨下缘和舌骨之间,有舌骨上肌群附着,构成口腔的底,包括颏下三角和左、右下颌下三角。颏下三角由左、右二腹肌前腹与下颌骨体围成,内有 1~3 个颏下淋巴结。下颌下三角由下颌骨下缘和二腹肌前后腹围成,内含下颌下腺、血管(面动脉、面静脉)、神经(舌下神经、舌神经和下颌下神经节)和 3~5 个下颌下淋巴结。

⑤ 舌骨下区位于颈前正中线、二腹肌后腹和胸锁乳突肌前缘之间,又被肩胛舌骨肌上腹分为颈动脉三角和肌三角。颈动脉三角由二腹肌后腹和胸锁乳突肌前缘上份和之间二腹肌后腹围成,由浅入深依次为皮肤、浅筋膜和颈阔肌、封套筋膜,深面为椎前筋膜,内侧壁为咽侧壁及其筋膜。颈动脉三角内有颈总动脉、颈内动脉、颈外动脉及其分支(甲状腺上动脉、舌动脉和面动脉等)、颈内静脉及其属支(面静脉、舌静脉和甲状腺上、中静脉)、迷走神经、副神经、舌下神经和颈深淋巴结。肌三角由颈前正中线、肩胛舌骨肌上腹和胸锁乳突肌前缘下份围成,由浅入深依次为皮肤、浅筋膜、颈阔肌和封套筋膜,深面为椎前筋膜。肌三角内含舌骨下肌群、甲状腺和甲状旁腺、气管颈段、食管颈段等(图 10-3)。

2. 舌骨区调整手法

(1) 舌骨的触诊

受术者取仰卧位,术者坐于头侧,双手轻抚上颈部两侧,食指或中指触摸舌骨,感受舌骨的细微运动(图 10-4),分辨运动的频率、幅度、力量的大小、容易转向哪侧等。

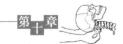

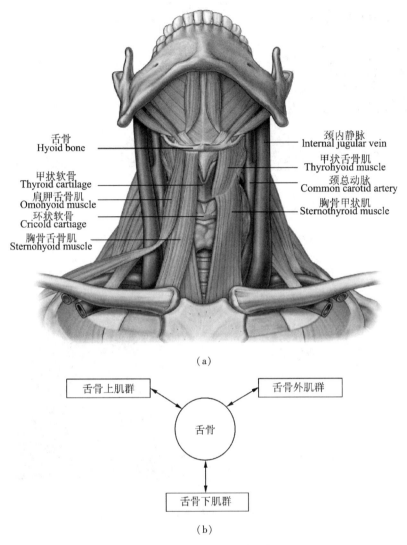

（a）

（b）

图 10-3　舌骨、舌骨上肌群和舌骨下肌群

（2）舌骨牵引技术

一手托住颈部,重心在第 2,3 颈椎,另一手拇指和食指放在舌骨大角上,让受术者做吞咽动作,观察喉结的移动以观察舌骨的位置,感受舌骨的运动。然后,轻微地左右摆动,使舌骨上下肌群和咽喉部肌群放松,适当刺激颈动脉和迷走神经、颈交感神经(图 10-5)。该牵引技术用于头痛、颈部和咽喉疾患、颞下颌关节功能紊乱、高血压、心律失常的治疗,可

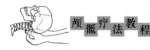
舒缓压力和放松心情。

双手轻抚上颈部两侧,食指或中指触摸舌骨,感受舌骨的细微运动。

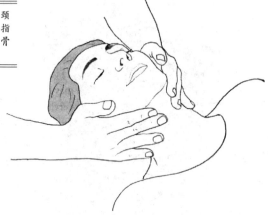

图 10-4　舌骨的触诊

左手托住颈部,重心在第 2,3 颈椎,右手拇指和食指放在舌骨大角上,感受舌骨的运动。轻微地左右摆动,使舌骨上下肌群和咽喉部肌群放松。

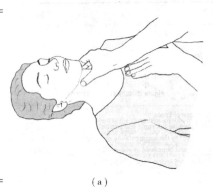

（a）

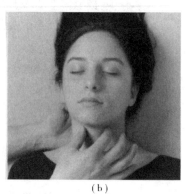

（b）

图 10-5　舌骨牵引技术

第二节　胸廓上口的调整

1. 胸廓上口的结构

胸廓上口又称颈胸交界或颈根部,位于颈部与胸部的结合部,由出入胸廓上口的器官结构所占据。其前界为胸骨柄,后界为第 1 胸椎椎体,两侧为第一肋。前斜角肌是颈根部的重要标志,其前内侧有出入颈、胸之间

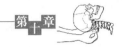

的纵行结构;前、后方及外侧是往来于胸、颈和上肢之间的横行结构(图10-6)。分布于此处的肌群对骨性结构的架构和活动度、体液的流动、筋膜的张力都会产生影响。调整胸廓上口可以调节呼吸状态,改善心肺功能,促进局部血液循环和淋巴回流。

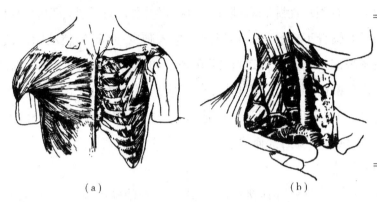

胸廓上口前界为胸骨柄,后界为第1胸椎椎体,两侧为第一肋。前斜角肌是颈根部的重要标志,其前内侧有出入颈、胸之间的纵行结构;前、后方及外侧是往来于胸、颈和上肢之间的横行结构。

(a)　　　　　　　　(b)

图10-6　胸廓上口的结构

胸廓上口由前向后大致可以分为三层:前层主要有胸腺(成人为胸腺遗迹)和大静脉(左、右头臂静脉汇合成上腔静脉);中层有主动脉弓及其三大分支(头臂干、左颈总动脉和左锁骨下动脉)、膈神经和迷走神经;后层有食管、气管、胸导管和左喉返神经等。

(1)胸腺

胸腺位于上纵隔前层胸腺三角内,上达胸廓上口,婴幼儿时突入颈根部,前邻胸骨,后面附于心包和大血管。小儿胸腺发达,青春期后胸腺组织逐渐退化,被脂肪组织代替,称为胸腺遗迹。胸腺具有重要的免疫功能和内分泌功能。

(2)上腔静脉及其属支

颈内静脉经胸廓上口下行,在胸锁关节后方与锁骨下动脉汇合,形成左、右头臂静脉,汇合处称静脉角,右静脉角有右淋巴导管注入,左静脉角有胸导管的末端注入,左、右静脉角是全身淋巴液回流的泵(Pump);左、右头臂静脉进一步在右第1胸肋关节后方合成上腔静脉,沿升主动脉右侧下行,至第3胸肋关节处注入右心房。

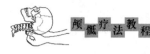
（3）主动脉弓及其分支

主动脉弓位于胸骨角平面以上，为升主动脉的延续，自第2胸肋关节上缘呈弓形向左后方至第4胸椎下缘左侧延续为胸主动脉。主动脉弓凸侧自右向左发出头臂干、左颈总动脉和左锁骨下动脉。头臂干在右胸锁关节后分为右颈总动脉和右锁骨下动脉，左、右颈总动脉经胸廓上口进入颈部，左、右锁骨下动脉经斜角肌间隙进入腋窝，移行为腋动脉。锁骨下动脉在颈根部发出胸廓内动脉、甲状颈干和椎动脉等分支。椎动脉向上穿上6个颈椎横突孔，再穿寰枕膜入颅腔。两侧椎动脉在颅内合并成基底动脉，发分支到小脑、脑干和脊髓外，还与左、右颈内动脉吻合，形成颅底动脉环，供应大脑后部血液。

（4）气管

气管有气管软骨环连接而成，上端在第6颈椎下缘高度与喉相连，经胸廓上口下行进入胸腔，下端在胸骨角平面分叉为左、右主支气管。左主支气管细长倾斜，右主支气管粗短而陡直，左、右主支气管经肺门入肺，分支成各级支气管，终末性支气管与肺泡相连。

（5）食管颈胸段

食管是中空性肌性器官。上端在第6颈椎下缘高度由咽移行而成，于气管的后方和脊柱椎体的前方下行，经胸廓上口入胸腔。

（6）迷走神经

左、右迷走神经从颈静脉孔出颅，上端的下神经节发出喉上神经。喉上神经在舌骨大角高度分为内、外两支，内支伴喉上动脉穿甲状舌骨膜入喉，分布于声门裂以上的喉黏膜，外支支配环甲肌。迷走神经在颈部与颈总动脉和颈内静脉一起被颈动脉鞘包裹，在气管食管沟内下行，在颈动脉三角内发出心支，心支沿颈总动脉表面下行入胸腔，参与组成心丛，与交感神经共同调节心脏功能。在颈根部，右迷走神经在右颈内静脉和右颈总动脉之间下行，在锁骨下动脉第一段前发出右喉返神经，勾绕锁骨下动脉下方和后方返回颈部；左迷走神经在左颈内静脉和左颈总动脉之间下行，进入胸腔后在动脉导管三角内发出左喉返神经，勾绕主动脉弓下方和

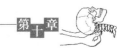

后方返回颈部。两侧喉返神经经环甲膜后方入喉,改为喉下神经,感觉纤维分布于声门裂以下的喉黏膜,运动纤维支配除环甲肌以外的喉肌。

（7）膈神经

膈神经是颈丛的分支,由第3~5颈神经前支组成,向内下方斜行于前斜角肌前面下行。膈神经在胸膜顶前内侧、迷走神经外侧穿锁骨下动、静脉之间下行入胸腔,在心包两侧、肺根的前方下行,发出分支到心包,终末支分布到膈肌并支配其运动,右膈神经穿过膈肌分布到胆道系统。

（8）胸导管

胸导管起自第1腰椎前面的乳糜池,经膈肌主动脉裂孔入胸腔,在后纵隔内脊柱椎体的前方上行,至第5胸椎平面,沿食管左缘和左纵隔胸膜之间上行,直至颈根部,形成弓形注入左静脉角。

（9）胸膜顶

胸膜顶为覆盖于肺尖部分的壁胸膜,突入颈根部,高出锁骨内侧1/3上缘2~3cm,前、中、后斜角肌覆盖其前后方和外侧。胸膜顶的前方有锁骨下动脉及其分支、膈神经、迷走神经、锁骨下静脉;后方紧贴第1,2肋及颈交感干、第1胸神经前支;外侧邻臂丛;内侧邻气管和食管;从第7颈椎横突、第1肋颈和第1胸椎之间的筋膜覆盖在胸膜顶的上方称胸膜上膜,具有悬吊胸膜顶的作用。

2. 胸廓上口放松法

胸廓上口结构复杂,因而容易发生功能障碍,尤其会影响到体液流动减缓、筋膜活动受限、颈椎功能障碍、呼吸活动受限等。调整颅骶系统和恢复颅骶运动,可以改善以上症状。在触诊颅骶节律时,若感受到此区域的滑动、转动、旋转等自发性活动,跟随这种活动起伏即可,不可施加太大的力量。

（1）前后法

一手放在背部,掌心对向第7颈椎棘突,中指触摸上位胸椎棘突;另一手覆盖于两侧胸锁关节之间,并从胸骨向下指向心脏（图10-7）。首先感受胸部节律,分辨心跳、呼吸的品质,感觉在心跳和呼吸之间切换。其次,将此作为"背景杂音",集中注意颅骶节律,分辨颅骶节律的频率、幅

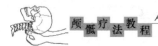

度、对称性等。然后,上方的手轻轻地发力,渗透过胸壁作用于下方的手,再轻轻地顺时针按揉。此法用于放松颈部的肌肉和筋膜,舒缓膈神经和迷走神经,促进淋巴回流入静脉系统,改善心肺部功能。也可以在按揉之前,上方的手依随颅骶节律,在收缩位时诱导静止点,促使建立新的颅骶节律,增强手法的效果。

左手放在背侧,掌心对向第7颈椎棘突,中指触摸上位胸椎棘突;右手覆盖于胸锁关节处并从胸骨向下指向心脏,轻轻地顺时针按揉。

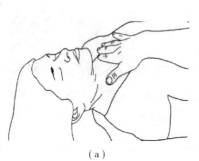
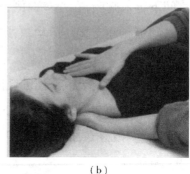

（a）   （b）

图 10-7　胸廓上口放松（前后法）

（2）前置法

　　双手分开放在男性受术者的胸廓上口两侧(胸大肌所在位置),呼气时轻轻向前下方施力,吸气时随着胸廓扩大慢慢放松。或双手重叠放在女性受术者的胸廓上口的中部,呼气时轻轻向前下方施力,吸气时随着胸廓扩大慢慢放松(图 10-8)。如此往复 5~7 次。

双手分开放在男性受术者的胸廓上口两侧,呼气时轻轻向前下方施力,吸气时随着胸廓扩大慢慢放松。双手重叠放在女性受术者的胸廓上口的中部,呼气时轻轻向前下方施力,吸气时随着胸廓扩大慢慢放松。

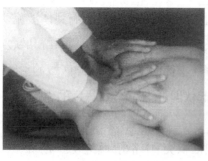
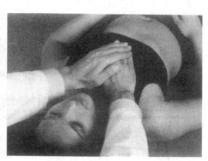

（a）男性受术者   （b）女性受术者

图 10-8　胸廓上口放松（前置法）

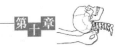

（3）颈胸关节调整

一手放在患侧颈胸结合处为支点,另一手扶住对侧面部,轻轻用力向患侧弯曲至极限,让受术者做深呼吸,每次吐气后增加一点弯度,并将面部慢慢地转向对侧(图10-9)。重复深呼吸 3~5 次,可以自然恢复下颈部椎骨的错位。

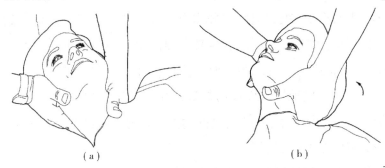

> 一手放在患侧颈胸结合处为支点,另一手扶住对侧面部,轻轻用力向患侧弯曲至极限,让受术者做深呼吸,每次吐气后增加一点弯度,并将面部转向对侧(箭头方向)。

（a） （b）

图10-9　胸廓上口放松（颈胸关节调整）

第三节　胸廓下口的调整

胸廓下口由第 12 胸椎、第 12 对肋和第 11 对肋的前端、肋弓和剑突围成。两侧肋弓在正中线构成向下开放的胸骨角。胸廓下口有膈肌附着,分隔上方的胸部和下方的腹部(图10-10)。调整胸廓下口可以调整呼吸状态,改善心肺功能,促进血液循环和局部淋巴回流。

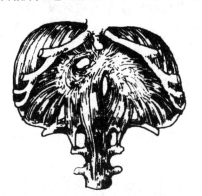

> 胸廓下口由第 12 胸椎、第 12 对肋和第 11 对肋的前端、肋弓和剑突围成。两侧肋弓在正中线构成向下开放的胸骨角。胸廓下口有膈肌附着,分隔上方的胸部和下方的腹部。

图 10-10　胸廓下口的结构

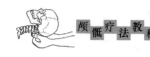

1. 胸廓下口的结构

（1）膈的位置和分部

膈呈穹隆状，位于胸、腹之间，封闭胸廓下口。膈上面覆以膈胸膜，与胸膜腔、肺和心包腔相邻；膈下面有壁腹膜覆盖，与肝、脾和胃相连或相邻。

膈分两部分，中央的腱性部分称中心腱，周围为肌纤维，依其附着结构的不同可分为胸骨部、肋部和腰部。腰部内侧的肌纤维以左右膈脚起自第1~3腰椎椎体，外侧的肌纤维起自内、外侧弓状韧带。内侧弓状韧带位于第1，2腰椎椎体侧面和第1腰椎横突之间的腱弓，外侧弓状韧带为连于第1腰椎横突和第12肋之间的腱弓。各部肌纤维均止于中心腱。

（2）膈的薄弱区和裂孔

膈的各部之间缺乏肌纤维，常形成肌间裂隙。裂隙的上面覆盖膈上筋膜和膈胸膜，膈的下面覆有膈下筋膜和腹膜，形成膈的薄弱区。胸骨部与肋部起点之间的小裂隙为胸肋三角，有腹壁上动静脉和来自腹壁和肝上面的淋巴管通过；腰部和肋部起点之间的小裂隙为腰肋三角。

膈有下腔静脉、食管和主动脉通过，形成三个裂孔：① 腔静脉裂孔，平第8胸椎，位于食管裂孔的右前方，有下腔静脉从腹腔进入胸腔，连于右心房。② 食管裂孔，平第10胸椎，位于主动脉裂孔的左前方，有食管和迷走神经前、后干从胸腔入腹腔，食管腹段仅1~2cm，与胃的贲门相移行，迷走神经前、后干走行在胃小弯的前后缘，发分支支配胃。③ 主动脉裂孔，平第12胸椎，由左、右膈脚和第12胸椎椎体围成，有胸主动脉从胸腔入腹腔，还有胸导管从腹腔进入胸腔继续上行。

（3）膈的血管、淋巴和神经

膈的血液供应丰富，动脉有来自膈下动脉、膈上动脉、肌膈动脉、心包膈动脉和肋间后动脉。静脉与动脉同名伴行，分别注入胸廓内静脉、肋间后静脉和下腔静脉。

膈有丰富的淋巴管，汇入膈上、下淋巴结。膈上淋巴结位于膈的上面，分为前、中、后三组，分别位于剑突后方、膈神经穿入处周围和主动脉

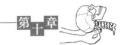

裂孔周围,收集膈、心包下部和肝上面的淋巴液,膈上淋巴结的输出淋巴管注入胸骨旁淋巴结和纵隔后淋巴结。膈下淋巴结沿膈下动、静脉排列,收集膈下后部的淋巴液,其输出淋巴管注入腰淋巴结。膈下前部的淋巴管穿过膈肌,注入膈上淋巴结前组。

膈主要由膈神经支配。膈神经起自颈3到颈5神经的前支,由颈丛发出,沿前斜角肌上部的外侧向下斜行,在锁骨下动、静脉之间入胸腔,经肺根前方、心包与纵隔胸膜之间下行至膈。膈神经沿途发出胸骨支、肋支、胸膜支和心包支。其运动纤维支配膈肌运动,感觉纤维分布到胸膜、心包和膈下中心腱的腹膜,右膈神经发分支至肝上腹膜和胆囊。此外,人群中尚有48%的人单侧或双侧出现副膈神经,在胸腔与膈神经汇合支配相应区域。

2. 胸廓下口的调整手法

（1）前后法

术者一手放于受术者胸腰结合部后面,掌心对向第12胸椎棘突;另一手放于胸廓下角,掌心对向胸骨剑突（图10-11）。首先感受胸腹部的节律,分辨心跳、呼吸的品质和膈肌的运动,感觉在心跳和呼吸之间切换。其次,将此作为"背景杂音",集中注意颅骶节律,分辨颅骶节律的频率、幅度、对称性等。然后,上方的手轻轻地发力,渗透过胸腹壁作用于下方的手轻轻地顺时针按揉。此法用于膈肌和腰大肌的放松,可改善胸部和上腹部器官（心、肺、肝、胆、胃）的功能,促进静脉和淋巴回流。也可以在按揉之前,上方的手依随节律,在收缩位时诱导静止点,促使建立新的颅骶节律,增加手法的效果。

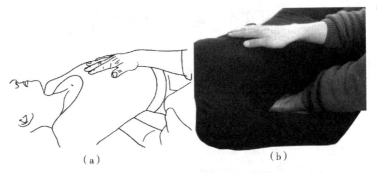

一手放于受术者胸腰结合部后面,掌心对向第12胸椎棘突;另一手放于胸廓下角,掌心对向胸骨剑突,轻轻地顺时针按揉。

（a）　　　　　　　（b）

图10-11　胸廓下口放松（前后法）

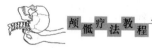

（2）前置法

术者单手放在胸廓下角,呼气时轻轻向前上方施力,吸气时随着胸廓扩大慢慢放松(图10-12)。术者双手放在胸廓下口两侧肋弓,呼气时轻轻向前上方施力,吸气时随着胸廓扩大慢慢放松。如此往复5～7次。

术者单手放在胸廓下角,呼气时轻轻向前上方施力,吸气时随着胸廓扩大慢慢放松。

术者双手放在胸廓下口两侧肋弓,呼气时轻轻向前上方施力,吸气时随着胸廓扩大慢慢放松。

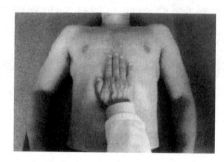

（a）单手

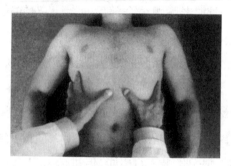

（b）双手

图10-12　胸廓下口放松(前置法)

第四节　盆底区的调整

盆底区是指封闭在骨盆下口的所有软组织的总称,由盆膈和尿生殖膈两部分组成。

1. 盆底的结构

（1）盆膈

盆膈又称盆底,由肛提肌、尾骨肌及覆盖其上下方的盆膈上下筋膜构

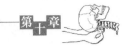

成。盆膈封闭骨盆下口的大部分,仅在其前部、两侧肛提肌的前内侧缘之间留有一狭窄的裂隙称盆膈裂孔,由下方的尿生殖膈封闭。肛提肌为一对四边形的扁肌,起于耻骨后面与坐骨棘之间的肛提肌腱弓,肌纤维向内侧走行,止于会阴中心腱、直肠壁、尾骨和肛尾韧带,左右肛提肌汇合成漏斗状。按肌纤维起止和排列位置可将其分为以下四部分:

① 前列腺提肌或耻骨阴道肌(女性),起自耻骨盆面和肛提肌腱弓前份,肌纤维向后夹持前列腺尖的两侧,有固定前列腺的作用。在女性,此肌(耻骨阴道肌)肌纤维向后夹持尿道和阴道两侧,有固定和收紧阴道的作用。

② 耻骨直肠肌起自耻骨盆面和肛提肌腱弓前份,肌纤维向后绕过直肠和肛管结合处的两侧和后方,与对侧肌纤维连接构成"U"形的襻,止于会阴中心腱。此肌可拉直肠和肛管结合处向前,有肛门括约肌的作用。

③ 髂尾肌起自坐骨棘盆面及肛提肌腱弓后份,耻骨肌和髂尾肌止于尾骨侧缘和肛尾韧带,有固定直肠的作用。

④ 尾骨肌位于肛提肌后方,呈三角形,紧贴骶棘韧带的上方,起自坐骨棘盆面,止于尾骨和骶骨下侧缘。与肛提肌共同封闭骨盆下口。

盆膈上筋膜是盆壁筋膜向下的延续,覆盖在肛提肌和尾骨肌的上表面,在内脏器官移行盆膈处与盆脏筋膜融合。盆膈下筋膜覆盖在肛提肌和尾骨肌的下表面,向下与尿生殖膈上筋膜相延续,后方与肛门外括约肌的筋膜融合。

(2)会阴

会阴是指盆膈以下封闭小骨盆下口的所有软组织的菱形区,其前界为耻骨联合的下缘,后界为尾骨尖,两侧界为耻骨下支、坐骨支、坐骨结节和骶结节韧带(图10-13)。通过两侧坐骨结节的连线,会阴被分为前部的尿生殖区和后部的肛区(图10-14)。

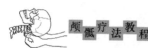

A Course of Craniosacral Therapy

　　会阴是指
封闭小骨盆下
口的所有软组
织的菱形区,其
前界为耻骨联
合的下缘,后界
为尾骨尖,两侧
界为耻骨下支、
坐骨支、坐骨结
节和骶结节
韧带。

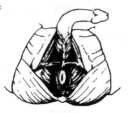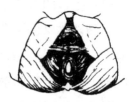

（a）男性

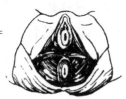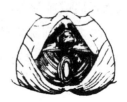

（b）女性

图 10-13　会阴的结构

　　通过两侧坐
骨结节的连线,会
阴被分为前部的
尿生殖区和后部
的肛区。

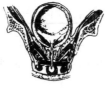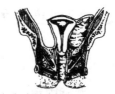

（a）男性尿生殖区　　　　（b）女性会阴尿生殖区
　　（冠状切面）　　　　　　　　（冠状切面）

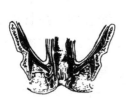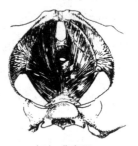

（c）肛区（冠状切面）　　　　　（d）盆底肌

图 10-14　肛区和尿生殖区结构（冠状面）

① 肛区

　　肛区又称肛三角,有肛管和坐骨直肠窝。

　　肛管上续直肠,向后下绕尾骨尖终于肛门,肛管周围有肛门内、外括
约肌环绕。肛门内括约肌为肛管壁内环形平滑肌增厚而成,属非随意肌,
有协助排便的作用,但无括约肛门的功能。肛门外括约肌环绕肛门内括

198

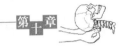

约肌排列的骨骼肌,受意志支配,是控制排便的主要肌肉。按肌纤维位置可分为三部:皮下部位于肛管下端的皮下,肌束呈环形;浅部在皮下部的上方,为围绕肛门内括约肌的下部的椭圆形肌束;深部为围绕肛门内括约肌的上部的环形肌束。浅部和深部是控制排便的重要肌束。

坐骨直肠窝位于肛管两侧,为窝尖朝上、底朝下的棱锥形间隙。尖由盆膈下筋膜与闭孔筋膜汇合而成,窝底为肛三角的浅筋膜和皮肤,内侧壁为肛门外括约肌、肛提肌、尾骨肌及盆膈下筋膜,外侧壁为坐骨结节、闭孔内肌及闭孔筋膜,前壁为尿生殖膈,后壁为臀大肌下份及其筋膜和骶结节韧带。坐骨直肠窝外侧壁、坐骨结节内侧有阴部血管神经束经过称阴部管,内含阴部内动、静脉和阴部神经,并向前进入尿生殖区,发出分支分布于肛门、会阴和外生殖器。

② 尿生殖区

a. 男性尿生殖区

浅层包括皮肤和浅筋膜。浅筋膜分浅、深两层,浅层为脂肪层,深层为膜样层,又称 Colles 筋膜。Colles 筋膜前接阴囊肉膜、阴茎浅筋膜及腹壁浅筋膜深层(Scapa's 筋膜),两侧附着于耻骨弓和坐骨结节,向后终止于两侧坐骨结节的连线上,与尿生殖膈上下筋膜愈着,正中线上与会阴中心腱愈着。

深层包括深筋膜和会阴肌。深筋膜可分为浅层的尿生殖膈下筋膜和深层的尿生殖膈上筋膜,两层筋膜均呈三角形,两侧附于耻骨弓,后缘于两侧坐骨结节的连线上与 Colles 筋膜愈着,前缘在耻骨联合下缘相互愈着,并增厚为会阴横韧带。

Colles 筋膜、尿生殖膈下筋膜和尿生殖膈上筋膜形成会阴浅隙和会阴深隙。会阴浅隙位于 Colles 筋膜和尿生殖膈下筋膜之间,向前开放与阴囊、阴茎和腹壁相通。会阴浅隙内,两侧坐骨支和耻骨下支的边缘分别于阴茎海绵体脚附着,阴茎海绵体脚的表面有坐骨海绵体肌附着,尿道海绵体的后端为尿道球,在正中线上贴附于尿生殖膈下筋膜下表面,尿道球的表面覆盖有球海绵体肌,一对狭细的会阴浅横肌位于会阴浅隙的后方,起于坐骨结节的内前份,向内止于会阴中心腱。会阴浅隙内还有会阴动脉的分支和会阴神经的分支。

会阴深隙为尿生殖膈下筋膜和尿生殖膈上筋膜之间的裂隙,两层筋膜的前后缘都相互愈着,会阴深隙为一密闭的间隙。会阴深隙内,前部有一对尿道括约肌,大部分肌纤维围绕尿道膜部,为随意括约肌。在女性为尿道阴道括约肌,包绕尿道和阴道,可紧缩尿道和阴道。后部为会阴深横肌,起于坐骨支内侧面,向内附着于会阴中心腱。尿道括约肌(或尿道阴道括约肌)和会阴深横肌与覆盖其上、下面的尿生殖膈上筋膜和尿生殖膈下筋膜共同构成尿生殖膈。会阴深隙内,还有尿道球腺和阴茎血管神经束。尿生殖膈有尿道穿行,为尿道膜部。

b. 女性尿生殖区

女性尿生殖区的层次结构与男性基本相似,包括皮肤、浅筋膜、尿生殖膈下筋膜、尿生殖膈上筋膜。浅筋膜与尿生殖膈下筋膜之间为会阴浅隙,内有前庭球和前庭大腺,以及会阴浅横肌、阴道括约肌、坐骨海绵体肌(阴蒂勃起肌)。尿生殖膈下筋膜与尿生殖膈上筋膜之间为会阴深隙,内有会阴深横肌和尿道阴道括约肌。女性尿生殖区有尿道和阴道通过,尿道阴道括约肌有紧缩阴道的作用。女性的会阴中心腱位于肛门和阴道前庭后端之间,附于会阴中心腱的肌有肛门外括约肌、球海绵体肌、会阴浅横肌、会阴深横肌和肛提肌。女性尿生殖区的血管和神经的来源、行程、分支和分布,以及淋巴回流也与男性一致。

2. 盆部的调整手法

(1) 盆部检查

① 检查骨盆移位

骨盆是躯干的基础,是脊柱的底座,骨盆移位对健康影响极大。可发生冠状面移位(骨盆侧倾)、矢状位移位(前倾或后倾)、水平面移位(左旋或右旋)。

② 检查臀部肌肉

检查臀肌、腰髂肌、阔筋膜张肌、梨状肌、缝匠肌、股四头肌、内收肌等的起止点、压痛点等。

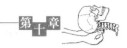

③ 按揉骶骨和尾骨

按照先压揉后矫正的顺序,纠正小关节的错位,引导复位或自动复位。

（2）盆部触诊

受术者取仰卧位,术者位其右侧,将下方的手放于骶骨后,上方的手掌覆盖于耻骨上方,双拇指向上(图 10-15)。首先感受盆部的节律,分辨膈肌运动对盆部器官的影响与器官自身的运动(Motility)。其次,将此作为"背景杂音",集中注意颅骶节律,分辨颅骶节律的频率、幅度、对称性等。

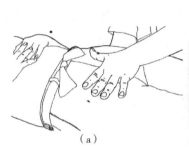
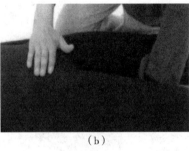

受术者取仰卧位,术者位其右侧,将下方的手放于骶骨后,上方的手掌覆盖于耻骨,双拇指向上。

（a）　　　　　　　　　　　　　　（b）

图 10-15　盆部触诊

（3）盆底的调整

① 前后法

受术者取仰卧位或侧卧位,治疗师位其右侧,将下方的手放于骶骨后,上方的手掌覆盖于耻骨上方,上方的手轻轻地发力,渗透过腹壁作用于下方的手,轻轻地顺时针按揉(图 10-16a)。此法用于盆底肌和髂腰肌的放松,改善下腹部和盆部器官的功能,促进静脉和淋巴回流;用于腹部和腰骶部器官(肝、胆、脾、胃、结肠等)的疾患及泌尿生殖系统疾患的治疗。也可以在按揉之前,上方的手依随节律,在收缩位时诱导静止点,促使建立新的颅骶节律,增强手法的效果。

② 后置法

受术者取卧位或侧卧位,术者单手放在骶骨,感受骶骨的运动,轻轻按揉骶部,放松骶髂关节(图 10-16b)。此法用于下腹部器官(小肠、大肠、膀胱、男性前列腺或女性子宫及其附件等)疾患的治疗。

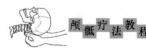

受术者取
卧位或侧卧位，
术者单手放在
骶骨，感受骶骨
的运动，轻轻按
揉骶部，放松骶
髂关节。

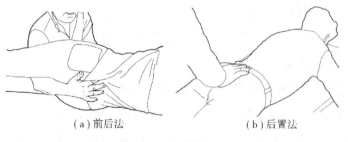

（a）前后法　　　　　　　　（b）后置法

图 10-16　盆底的调整

③ 盆底能量技术

受术者取仰卧位，术者位其右侧，将下方的手放于骶骨后，上方的手掌覆盖于下腹部耻骨联合以上（图 10-17）。调整呼吸，发送能量。

受术者取
仰卧位，术者位
其右侧，将下方
的手放于骶骨
后，上方的手掌
覆盖于下腹部
耻骨联合以上。
调整呼吸，发送
能量。

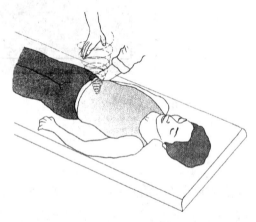

图 10-17　盆底能量技术

上方的手开始向耻骨或耻骨上缘发力，下方的手则提供阻力。如果盆底横隔膜的张力正常，压力增加到一定程度时，可感到来自骶骨对侧的均匀的组织脉动向外扩散。若盆底横隔膜的张力异常，则会感到剪切面的错动、转动、旋转等自发性脉动。上方的手只要跟随这些脉动起伏即可，不可施加过大的力量。施力的大小一定要使这种自我调整的脉动持续发生。如果感到组织软化，即代表治疗已经完成。若还不能确定，则重复上述手法，直至感到正常的张力回应。此手法安全、有效，可以重复操作达到预期的效果。盆底横隔膜松弛后，会立即恢复颅骶系统的平衡和正常的节律运动，这是因为骶尾复合体已经恢复了正常的活动度。

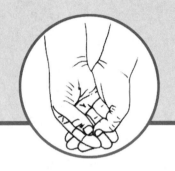

第十一章 |

硬脊膜管放松法

脊柱作为人体的中轴,上端借寰枕关节承托头颅,胸段与肋连接构成胸廓,骶尾段与髋骨围成骨盆,胸廓和骨盆分别有上肢和下肢附着,形成人体的支架。一方面负荷身体的重力,参与保护躯干各体腔内的脏器,另一方面构成一个统一的整体,调节系统器官的生理功能,在人体生命活动中发挥重要作用。

骶骨和尾骨结合为"骶尾复合体"(Sacro-coccygeal complex),其与枕骨之间通过硬脊膜管相连,尤普勒捷称之为"传送链或联动带"(Connector),在颅骶节律的收缩期和伸展期,脊柱的上下端之间交替进行"摇滚脉动"(Rocking)。所以,枕骨或骶尾骨任何一端发生运动受限或障碍都会相互影响。有研究认为,骶骨基底部出现 1~1.5mm 的倾斜就足以改变椎旁肌的紧张,也是背部各种疼痛症状的起因,并且会影响到交感神经的功能。在治疗中,要持续地施以"平衡硬膜囊液压系统"的手法技术,消除各种黏滞或障碍。

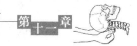

第一节　脊柱区软组织的层次结构

背部在外科常称脊柱区,是指脊柱及其后方和两侧的软组织所在的区域。脊柱区上达枕外隆凸和上项线,下至尾骨尖,两侧界为斜方肌前缘、三角肌后缘上份、腋后线、髂嵴后份、髂后上棘至尾骨尖的连线。

脊柱区从上向下可分为项区、胸背区、腰区和骶尾区。项区的上界为枕外隆凸和上项线,下界为第 7 颈椎棘突至两侧肩峰的连线。胸背区的上界为项区的下界,下界为第 12 胸椎棘突、第 12 肋下缘、第 11 肋前份的连线。腰区的上界为胸背区的下界,下界为两侧髂嵴后份及髂后上棘的连线。骶尾区为两侧髂后上棘与尾骨尖三点所围成的三角区,即骶骨所在的部位。

1. 表面解剖

(1) 体表标志

① 棘突:在后正中线上可摸到椎骨的棘突,第 7 颈椎、第 12 胸椎、第 4 腰椎棘突,是常用的计数和定位标志。

② 肩胛冈:是肩胛骨背面的骨嵴,两侧肩胛冈的内侧端的连线平第 3 胸椎棘突,外侧端为肩峰。肩胛骨下角是肩胛骨内侧缘与外侧缘的交角,两侧肩胛骨下角的连线平第 7 肋和第 7 胸椎棘突。

③ 髂嵴:为髂骨翼的上缘,两侧髂嵴最高点的连线平第 4 腰椎棘突。髂嵴后端的突起是髂后上棘,两侧髂后上棘的连线平第 2 骶椎棘突。

④ 骶正中嵴:为骶骨背面正中的线状突起,由骶椎棘突融合而成。骶正中嵴的两侧为骶外侧嵴,由骶椎横突融合而成。

⑤ 骶管裂孔:为骶管的下口,由第 4,5 骶椎背面的切迹与尾骨围成,位于骶正中嵴下方。骶管裂孔两外侧缘向下的突起为骶角。

⑥ 尾骨:上接骶骨,下端游离为尾骨尖,参与骨盆下口的构成。

（2）标志线

① 后正中线：经身体后面正中所作的垂直线。

② 肩胛线：经肩胛下角所作的垂直线。

③ 腋后线：经腋后襞所作的垂直线。

（3）重要器官的体表投影

① 肺下界的后方在腋中线与第 8 肋相交,在肩胛线与第 10 肋相交；在后正中线平第 10 胸椎棘突。

② 胸膜下界的后方在腋中线与第 10 肋相交,在肩胛线与第 11 肋相交；在后正中线平第 12 胸椎棘突。

③ 竖脊肌外侧缘与第 12 肋的交角称肋脊角,肾门位于肋脊角的深面。

2. 层次结构

（1）皮肤

背部皮肤较厚,移动性小,有丰富的皮脂腺和毛囊。

（2）浅筋膜

厚而致密,脂肪较多,有许多结缔组织纤维与深筋膜相连。浅筋膜内有皮神经和浅血管,形成血管神经束,在棘突两侧穿出,呈节段性分布。在项区有颈神经后支分布,第 2 颈神经后支较粗大称枕大神经,在上项线下方、斜方肌起点处穿出,与枕动脉的分支伴行,分布于枕部皮肤。胸背区和腰区有来自胸、腰神经的后支发出的皮支。第 1~3 腰神经后支经胸腰筋膜穿出,分布于臀区上部称臀上皮神经,当腰部急性扭转时臀上皮神经易被拉伤,导致腰腿痛。骶尾区有骶、尾神经的后支发出的皮支分布,第 1~3 骶神经后支的皮支组成臀中皮神经。背部的浅血管主要有枕动脉、颈浅动脉、肩胛背动脉、肋间后动脉、胸背动脉、腰动脉及臀上、下动脉的分支。各动脉均有静脉伴行。

（3）深筋膜

脊柱区的深筋膜厚薄不一。项区的深筋膜分为两层,包裹斜方肌称项筋膜。胸背区和腰区的深筋膜也分为两层,浅层较薄,位于浅筋膜深

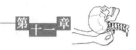

面,覆盖在斜方肌和背阔肌的表面,深层较厚为胸腰筋膜。骶尾区的深筋膜较薄弱,与骶骨背面的骨膜相愈合。胸腰筋膜包裹在竖脊肌和腰方肌周围,由于腰部活动度较大,胸腰筋膜常易扭伤,是腰腿痛的常见病因之一。

（4）肌层

脊柱区的肌肉可分四层。第一层为斜方肌、背阔肌、腹外斜肌后部;第二层为夹肌、肩胛提肌、菱形肌、上后锯肌、下后锯肌、腹内斜肌后部;第三层为竖脊肌、腹横肌后部;第四层为枕下肌、横突棘肌、横突间肌。在这些肌之间形成一些肌间结构,包括枕下三角、听诊三角、腰上三角和腰下三角。

3. 血管和神经

背部血管和神经分布见表11-1。

表11-1　背部血管和神经分布

分区	动脉（同名伴行静脉）	神经
项区	枕动脉、颈浅动脉、肩胛背动脉、椎动脉	颈神经后支
胸背区	肋间后动脉、胸背动脉、肩胛背动脉	胸背神经、副神经
腰区	腰动脉、肋下动脉	腰神经后支
骶尾区	臀上动脉、臀下动脉	骶、尾神经后支

脊柱区的深静脉与动脉伴行。项区静脉汇入椎静脉、颈内静脉或锁骨下静脉。胸背区的静脉大部分汇入奇静脉,少部分汇入锁骨下静脉和腋静脉。腰区的静脉汇入下腔静脉。骶尾区的静脉汇入髂内静脉。脊柱区深静脉在脊柱周围形成椎外静脉丛,并与椎管内、颅内等处的静脉相交通。

第二节　脊柱、椎管及其内容物

椎管内容纳脊髓及其发出的31对脊神经根,脊髓的表面包有三层膜,由外向内是硬脊膜、脊髓蛛网膜和软脊膜。硬脊膜上端附着于枕骨大

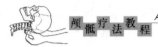

孔边缘,与硬脑膜移行;下端平第2骶椎处包裹终丝,附着于尾骨,具有固定作用;两侧在椎间孔处与脊神经外膜相延续。硬脊膜与椎管内面骨膜之间的狭窄间隙称硬膜外隙,内含脊神经根、静脉丛、淋巴管、脂肪结缔组织,在枕骨大孔处为止,向上不与颅腔相通。硬脊膜与脊髓蛛网膜之间的潜在间隙为硬膜下隙,内含少量的组织液。脊髓蛛网膜和软脊膜之间为蛛网膜下腔,其内填充脑脊液,脑脊液的静水压力直接作用于硬脊膜。所以,硬膜被称为"交互性张力膜"(Reciprocal tension membrane),硬脊膜的部分又称"硬脊膜管"(Spinal dural tube)。调整颅骨可以间接舒缓硬膜的张力,改善脑脊液的流动。

1. 脊柱

脊柱由24块椎骨、1块骶骨、1块尾骨借椎间盘、韧带和关节突关节连接而成,构成人体的中轴,具有负重、承托头颅、保护脊髓,参与构成胸、腹、盆壁及运动等功能和作用(图11-1)。

脊柱由24块椎骨、1块骶骨、1块尾骨借椎间盘、韧带和关节突关节连接而成,构成人体的中轴,具有负重、承托头颅、保护脊髓,参与构成胸、腹、盆壁及运动等功能和作用。

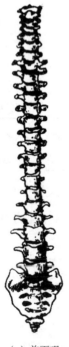 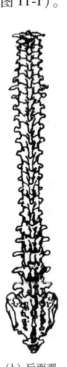 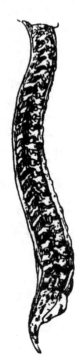

(a) 前面观　　　　(b) 后面观　　　　(c) 侧面观

图11-1　脊柱的构成及生理性弯曲

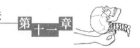

2. 椎管

椎管是由椎孔、骶管借骨联结组成的骨纤维管道。上至枕骨大孔,下至骶管裂孔,内有脊髓、脊神经根及其被膜和血管等。椎管壁由四个壁围成。前壁由椎体后面、椎间盘后缘、后纵韧带构成;后壁由椎板、黄韧带、关节突关节构成;两侧壁由椎弓根、椎间孔构成。骶段的骶管由骶椎椎孔融合而成。颈段上部呈圆形,向下为三角形,矢径短、横径长;胸段呈椭圆形,腰段上、中部由椭圆形演变为三角形,腰段下部外侧部出现侧隐窝,其椎管呈三叶形,有脊神经根走行于侧隐窝内。腰椎间盘突出、关节突退变、椎体后缘骨质增生等病理变化,引起侧隐窝狭窄,压迫腰神经根,导致腰腿痛。

3. 椎管内容物

(1) 脊髓

脊髓呈扁圆柱形结构,上端平枕骨大孔,下端成人平 L1 下缘、新生儿平 L3 下缘。脊髓分 31 节段,每一节段发出一对脊神经,C1 ~ 4 节段与相应椎骨序数相同,C5 ~ 8、T1 ~ 4 节段与相应椎骨序数减 1,T5 ~ 8 节段与相应椎骨序数减 2,T9 ~ 12 节段与相应椎骨序数减 3,L1 ~ 5 节段与 T10 ~ 11 椎体相对应,S1 ~ 5、Co1 节段与 T12 ~ L1 椎体相对应。

(2) 脊髓的被膜

硬脊膜由致密结缔组织构成,厚而坚韧,包绕脊髓和 31 对脊神经根,出椎间孔续为脊神经膜。硬脊膜上端附枕骨大孔边缘续为硬脑膜,下端至 S2 包裹终丝,附着于尾骨背面。脊髓蛛网膜薄而半透明,向上续为脑蛛网膜,向下平 S2 为盲端,向两侧续为脊神经被膜,其深面发出许多结缔组织小梁与软脊膜相连。软脊膜紧贴脊髓表面,柔软富含血管,于脊髓两侧增厚外突于脊神经前、后根之间,形成齿状韧带。该韧带呈矢状位,外侧缘增厚形成三角形齿尖紧贴硬脊膜,对脊髓有固定作用。

(3) 脊膜腔

硬膜外隙位居椎管骨膜与硬脊膜之间的间隙,内填充脂肪组织、椎内静脉丛、淋巴管、脊神经根和血管。硬膜外麻醉注药入此间隙内。硬膜外隙被脊神经根分为前、后两腔,前腔窄、后腔大,后腔有纤维隔连于椎弓板

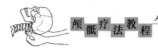
与硬脊膜后面,在颈段与上胸段出现率高且较致密,是导致硬膜外麻醉出现单侧麻醉或麻醉不完全的解剖学因素。椎静脉丛分椎内、外静脉丛,管壁薄,无静脉瓣,吻合丰富。硬膜下腔位于硬脊膜与蛛网膜之间的潜在间隙,与脊神经周围淋巴腔相通,内有少量液体。蛛网膜下腔介于蛛网膜与软脊膜之间,向上通脑蛛网膜下腔,向下达 S2 高度,在 L1 ~ S2 水平扩大成终池,两侧随脊神经根延续成脊神经周围间隙。蛛网膜下腔内充满脑脊液,并含有腰、骶、尾神经构成的马尾和终丝。

（4）被膜的血管和神经

硬脊膜的血管来自节段性的根动脉,分支进入硬脊膜,长的分支供应几个节段、短支于本节段。脊神经的脊膜支,含感觉和交感神经纤维。

（5）脊神经根

脊神经根离开脊髓后,被以软脊膜、蛛网膜、硬脊膜,并形成蛛网膜鞘、硬脊膜鞘,在向外至椎间孔处与脊神经外膜、神经束膜和神经内膜相续。脊神经根分蛛网膜下腔段和硬膜外段。脊神经根的硬膜外段较直,外面包有蛛网膜、硬脊膜延伸形成的鞘。硬膜鞘紧连椎间孔周围,此处最易受压。第1 ~ 7 颈神经在相应椎骨的上缘穿出,第 8 颈神经在第 7 颈椎下缘穿出,胸、腰、骶、尾神经在相应椎骨下缘穿出。

（6）脊髓的血管

两支脊髓前动脉合为一干,分支分布于脊髓灰质、侧索和前索深部,分布范围主要为 C1 ~ 4 节。脊髓后动脉营养脊髓后角的后部和后索。根动脉为节段性动脉的脊支,来自椎动脉、颈升动脉、肋间后动脉、肋下动脉、腰动脉和骶外侧动脉。在 T4 和 L1 节段缺乏营养脊髓的动脉吻合,为乏血管区,易发生血液循环障碍。脊髓表面有 6 条纵行静脉,借交通支吻合。

4. 椎间盘

椎间盘突出时,为了减轻受压神经根的刺激,患者常处于强迫的脊柱侧凸体位。此时,脊柱侧凸的方向,取决于椎间盘突出的部位与受压神经根的关系。当椎间盘突出从内侧压迫脊神经根时,脊柱将弯向患侧;当椎间盘突出从外侧压迫脊神经根时,脊柱将可能弯向健侧。椎间盘突出患

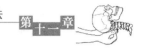

者有时可能会出现左右交替性脊柱侧凸现象,其原因可能是突出椎间盘组织的顶点正巧压迫脊神经根。不管脊柱侧凸弯向何方,均可用手法缓解突出椎间盘对脊神经根的压迫。

第三节　脊柱平衡法

1. 背部肌筋膜按摩

背部有竖脊肌、斜方肌、菱形肌、上后锯肌、下后锯肌、背阔肌及胸腰筋膜等重要软组织,其损伤与心脏、肺脏、支气管、肝胆脾胃的功能性障碍有密切联系。

① 首先按层次检查软组织的状况,肌肉的起止点有无压痛,肌纤维的走向,肌束有无结节、条束、滑动等。

② 按揉肌肉起止点和压痛点,沿肌纤维方向按揉放松肌束,消除炎性疼痛物质。

③ 重点按揉斜方肌和胸腰筋膜、竖脊肌等。

2. 按揉颈椎

① 检查颈椎的状况:排列、歪曲度、压痛点等。

② 按揉第 1 颈椎(寰椎)。

③ 按揉第 2 ~ 7 颈椎:第 2 ~ 7 颈椎棘突尖、椎棘突尖侧面、棘突椎板、关节突、关节突侧面、椎横突结节。

3. 按揉胸椎

① 检查胸椎的状况:排列、歪曲度、压痛点等。

② 检查软组织,感受损伤部位的疼痛僵硬、酸胀沉困等症状。按揉背部肌肉:竖脊肌,菱形肌,上、下后锯肌,背阔肌等。

③ 按揉胸椎:棘突(棘上韧带、棘间韧带)、棘突侧面(胸棘肌、胸半棘肌、多裂肌等的附着点)、胸椎椎板、关节(胸回旋肌)、胸椎横突(胸半棘肌、胸多裂肌、胸回旋肌)。

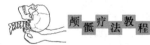

④ 按揉肋骨结节、肋骨角(胸最长肌)。

4. 按揉腰椎

① 检查腰椎的状况:排列、歪曲度、压痛点等。

② 检查腰肌的急慢性损伤、腰椎间盘突出:椎管内、椎管外、椎管内外。

③ 按揉腰部肌肉:腰方肌、背阔肌、竖脊肌、棘上韧带、腰部多裂肌、胸棘肌等。

④ 按揉腰椎:棘突、棘突侧面(多裂肌)、椎板(回旋肌)、腰椎乳突(腰部多裂肌)、乳突侧面、腰椎横突背面(胸最长肌)、横突尖(腰方肌)。

⑤ 按揉髂嵴内及上、外缘(背阔肌、竖脊肌、腰方肌)。

5. 按揉骶尾骨

① 按揉骶骨:髂骨、骶骨、尾骨后面(臀大肌近端)、髂腰肌、髂骨外侧面(阔筋膜张肌、髂胫束、臀大肌远端)、髂骨后外侧面(臀中肌、臀小肌)、坐骨大切迹(梨状肌)、髂前上棘和胫骨粗隆内侧缘(缝匠肌)、髂前下棘(股直肌、股内外侧和股中间肌)、耻骨上支(耻骨肌、长收肌)、耻骨下支(短收肌、股薄肌、大收肌)、闭孔内侧边缘(闭孔内肌)、闭孔外侧边缘(闭孔外肌)、坐骨结节外侧缘(股方肌)、骶骨下和尾骨上(尾骨肌)。

② 按揉尾骨(骶尾复合体):尾骨尖、骶骨侧面,髂后下棘,坐骨大切迹、小切迹,坐骨支,耻骨支。

第四节　硬脊膜管的调整

硬脑脊膜管放松法有天平摆动式、弹簧拉伸式、海浪波动式。这些方法可以放松脊柱,舒缓硬脊膜管张力,按摩脊神经根,以解除机体的痛苦。

1. 天平摆动式

受术者取仰卧位,术者舒适地站在或坐在治疗台右侧,面向受术者的骨盆区,一手在骶尾部滑动并轻轻摇动受术者的身体,另一手的手掌置于

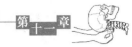

其项下,托住第2~6颈椎。随着这种滑动,缓慢地做天平样上下摆动,"冲浪感"在枕骶间涌动(图11-2)。

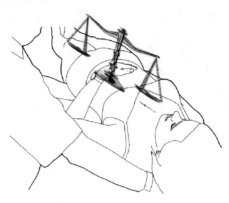

　　一手在骶尾部滑动并轻轻摇动受术者的身体,另一手的手掌置于其项下,托住第2~6颈椎。随着这种滑动,缓慢地做天平样上下摆动,"冲浪感"在颅骶间涌动(图11-2)。

图11-2　天平摆动式

2. 弹簧拉伸式

　　受术者取侧卧位,术者舒适地站在或坐在治疗台右侧,一手在骶尾部滑动并轻轻摇动受术者的身体,另一手的手掌置于其项下(第3~6颈椎)(图11-3a)。两手缓慢地向两侧拉伸,然后放松,犹如拨弄一根弹簧,一种"舒适感"在枕骶间产生。移动上方的手到枕部或额部(筛骨),使骶骨与硬脑膜的不同部位连接(图11-3b,c)。

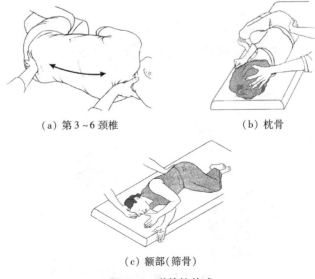

（a）第3~6颈椎　　　　（b）枕骨

　　一手在骶尾部滑动并轻轻摇动受术者的身体,另一手的手掌置于其项下(第3~6颈椎),或枕骨,或额部(筛骨)。两手缓慢地向两侧拉伸,然后放松,犹如拨弄一根弹簧,一种"舒适感"在枕骶间产生。

（c）额部(筛骨)

图11-3　弹簧拉伸式

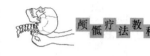

3. 海浪波动式

受术者取仰卧位,术者舒适地坐其头侧,双手并排并拢,指端置于受术者枕骨与第1颈椎间并向上抬,作用于寰枕膜(硬膜窗),犹如"海浪般"由近及远地波动于颅骶间(图11-4)。

双手并排并拢,指端置于受术者枕骨与第1颈椎间并向上抬,犹如"海浪般"由近及远地波动于颅骶间。

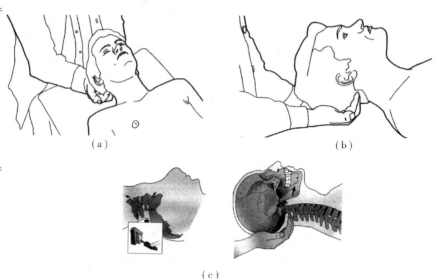

(a)

(b)

(c)

图 11-4　海浪波动式

4. 枕-骶连接

受术者取仰卧位,术者舒适地坐在治疗台一侧,面向受术者的头部,一手放在受术者骶尾部,尾骨尖对向掌心(图11-5)。

受术者取仰卧位,术者舒适地坐在治疗台一侧,面向受术者的头部,一手放在受术者骶尾部,尾骨尖对向掌心。

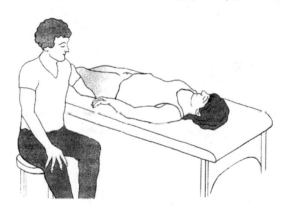

图 11-5　枕-骶连接

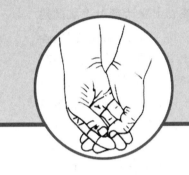

第十二章 |

颅骶能量技术

美国梅宁杰基金会主席艾莫·葛林博士在给尤普勒捷的著作《颅骶疗法》写的前言中指出："尽管尤普勒捷博士已经在书里为颅骶系统的运作或颅骶系统在治疗上的运用，做了最强力的背书。但是，就我看来，本书内容还是无法涵盖尤普勒捷博士所有的精彩论述与技术精华。所以，当尤普勒捷博士给我这个机会，陈述自己对这些理论的见解时，我选择将焦点放在'V形传导法'（V-spread technique），一个相当特别的能量治疗技术。对于仅是粗略浏览本书的读者而言，可能不会特别留意这个技术在理论应用与实际操作上的重要性。但我认为，这个手法或类似的技术，在未来的十年内一定会被深入地加以研究，并在许多医疗机构和教学部门内被广泛应用。"

葛林博士鸟瞰式地阅读有关文献得出结论，"能量治疗"是从颅骶治疗衍生而来。本书所提及的"能量传递法"与某些"借由观想（Visualization）促进人体自我调理"的技术应该都不约而同地发现了人体运作的相通之道。"V形传导法"也许是有关"意念—物质—能量"理论的又一个实操技术。在不同领域从事或钻研"身心课题"的专业人士借此探索手法背后的真相，而这个真相所代表的可能是"医学与瑜伽""意念与物质""有意识与无意识"等所有未知与谜团背后，一以贯之的真理。

有幸被葛林博士言中，从尤普勒捷的著作《颅骶疗法》出版到现在，有关"身心课题"的研究如雨后春笋，使得当时还无法说清原理的"V形传导法"有了可能的生物物理学基础。富兰克林·希尔斯（Franklyn Sills）将整骨疗法和能量疗法实践经验结合，以颅骶疗法的技能为基础结合能量医学，整合机体各种资源，创造了颅骶疗法的量子论方法，称之为颅骶生物动力学（Craniosacral biodynamics，CSBD）。而最具吸引力的当属理查·葛登（Richard Gordon）始创的"量子触疗"（Quantum touch），这是颅骶能量治疗的延伸和发展。三十多年过去了，从量子触疗的发展可以看出颅骶疗法"V形传导法"的精准与奇妙。

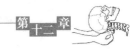

第一节　能量治疗的起源

　　量子触疗是近年来在美国流行的一种徒手能量疗法,可以进行远程治疗。量子触疗创始人理查·葛登(Richard Gordon)被公认为"能量医疗"领域的先驱(图12-1),经常受邀在各大会议、医学中心、整体健康学会演讲。在进行量子触疗时,术者通过意念让能量重新在体内流通,最后积聚在双手上,再利用"共振"及诱导作用,将高频能量传输到受术者局部,唤醒受术者机体与生俱来的自愈力。量子触疗的应用理论是把人体的身心状态视作一个"能量体","量子"是指人与生俱来的、潜藏在体内的一股生命力能量,以量子的形式在人体的细胞、组织及器官中运行,也就是国人所说的"气(Qi)"、梵文里的普拉纳(Prana)。在欧美国家,量子疗法已被广泛应用,对各种疼痛或内外伤、骨伤、坐骨神经痛、头痛、眼疾、心悸、脊椎问题,甚至对"O"形腿等疑难杂症都有着意想不到的神奇疗效。

量子触疗创始人理查·葛登被公认为"能量医疗"领域的先驱。

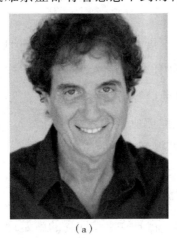
（a）

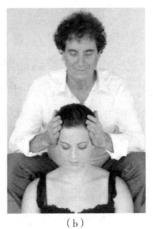
（b）

图12-1　理查·葛登

　　医学博士杰瑞·皮特曼(Jerry Pittman)对"量子触疗"的感悟具有共性,他说:"在能量治疗里,治疗师的功能就如同能聚焦的透镜,治疗师引

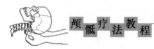
出生物能量,将能量聚焦到受诊者的能量场,所以透镜的清澈度相当重要。"简而言之,量子触疗穿越治疗师的自我意识,这提升了治疗师作为聚焦透镜的清澈度,此功效也使量子触疗成为其他能量治疗技巧的一个有用的辅佐技巧,并使其本身成为卓越的治疗技巧。量子触疗优雅地将治疗的生物能量赋予治疗师与受诊者,可以说是目前能量治疗方面最新颖的技巧。

第二节　认识量子触疗

1. 量子触疗是触摸疗法

术者将双手放在受术者身上的某个疼痛不适的部位,无须用力、全身放松、集中意念,静静地停在患处一段时间,短则几分钟,长则不到一个小时,就能极大地改善受术者的病痛,甚至还能轻易地矫正受术者失去平衡的骨骼架构。这并不是什么传说中的神奇大师所为,普通人经过短时间的学习,就能掌握这一技法。这就是美国人理查·葛登在三十多年前创立的量子触疗。

普通的双手,不费任何力气,也不借助任何外力,就成了治病的利器,在整个治疗过程中,没有看到任何物质与能量。理查·葛登却信心满满地说:"治疗不仅仅是真的,同时也是最容易学习的技巧","治疗比学习认字、阅读还要简单,治疗与学习拥抱你所爱的人一样自然"。三十多年过去了,量子触疗的确已在西方世界得到广泛的应用和推广。

大自然充满无数的神奇之处,宇宙与生命的奥秘不可穷尽,世界还有太多太广的领域未被世人所认识。但是,如果没有一种较为合理的理论来解释说明到底在其中发生了什么,量子触疗或许真的就是理查·葛登的一些臆想。理查·葛登到底发现了怎样的人体奥秘呢?

2. 奇妙的人体共振

理查·葛登之所以把这种治疗方法叫作量子触疗,是因为他受到量

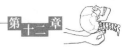

子力学的启发。量子力学是研究微观世界中质子、电子、夸克等基本粒子运动的现代物理学。量子力学的创始人普朗克曾提出过一个关于微观世界的公式：$E = h\nu$。E 表示能量，ν 代表频率，h 是普朗克常数。可以看到，能量与频率呈正比关系，频率越高，能量越大，而组成万物的基本粒子无时无刻不处于振动的状态。运用量子力学来探索生命的奥秘早有传统，"量子力学之父"薛定谔就曾经写有《生命是什么》一书，开创了分子生物学的时代。

波动的物体如果频率相同，就会发生共振现象。理查·葛登认识到，"当两个系统以不同频率摆动时，会出现称之为共振的推动力，促使两个系统传递能量。当两个调音类似的系统以不同的频率摆动时，会出现称之为互引作用的另一种能量转换，促使两者并列，并以同样的频率振动"。身体为什么会生病？他引用了艾扎克·班多夫《走在狂荡的钟摆上》一书中的观点："我们或许可以把疾病看成是身体某个器官走音的行为，当我们将一个强有力的和谐节奏运用在此疾病时，波动的干扰模式——器官走音，或许又会以准确的调子跳动"，这就是量子触疗的理论源头。

如果说三十多年前，以共振理论来思考人体疾病与治疗还处于理论推导阶段，那随后的研究就逐步验证了人体共振的奥秘。美国约翰·霍普金斯大学的生物物理学博士王唯工在《气的乐章》一书中，明确地以现代医学实践解释了人体共振的原理。

王唯工认为：对于人体这台机器来说，心脏好比是发动机——能量的输出者，而最重要的基础能量就是血液，各器官组织乃至各细胞得血液则生，失血液则死。王唯工主要证明的是，有形的血液能量，在人体内是通过共振原理在血管里进行输送的。其实，无形的能量，比如声音，同样是以频率共振的方式在空气中传输能量。理查·葛登发现，如果一架钢琴和一把吉他都调好了音，如果在钢琴上弹 G 调时，吉他上的 G 弦也会振动，这是因为声波移动空气，将钢琴上的声音能量传递至吉他。

呼麦是一种喉音共振演唱法，呼麦教授敖都苏荣年轻时听长辈讲过，

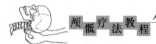

当年他们曾在蒙古包里吟唱呼麦,马奶都从盆中跳动起来,敖都苏荣一直不相信。后来他成了传授呼麦的教授,有一年新年,学生到他家来行礼,十几个同学在高脚杯里倒上白酒,一起为老师演唱呼麦贺岁,酒杯里的白酒竟然跳动起来,敖都苏荣这才相信老辈的故事。白酒跳动需要动能,而能量却是由声音使空气共振带来的。

在某个相同的频率下,两个系统之间的确可以通过共振传输能量。而美国的声音治疗权威高曼在《疗愈之声》一书中指出,声能与光能在某种共振状态下,都可能实现能量传递转化。基于共振理论,理查·葛登认为,每个人体内都有一种生命能量的存在,不同的个体可以用共振来传递这种生命能量。如果通过学习,以意念和呼吸觉知生命的能量,并有意识地提升放大身体的共振频率,通过触摸传递生命能量,就有可能改变和唤醒对方身体走音的频率,带动它一起健康共鸣。

那么,治疗师在其中处于何种地位呢?理查·葛登认为,并不是治疗师有多么了不起,而是人体本身具有极大的智能,能够选择有利于自我的能量,"治疗师所做的不过是提供共振能量,让别人能自己治疗"。治疗师起的作用相当于一个提琴调音师,当他把弦拧紧调准之后,剩下的工作就由琴弦自己自由放歌了。这就是量子触疗的疗病原理。

3. 量子触疗的神经科学基础

虽然频率共振理论已经在多方面得到验证与实践,但生命能量的说法并未得到正统科学界的普遍认同,描述微观尺度的量子力学似乎也不能简单地用于可见的物理世界。在现有的检测条件下,还无法从细节上证明治疗师的身体频率是如何影响对方的身体的。就触摸疗法本身而言,其治疗作用已经被现代神经心理科学所证实。

美国迈阿密大学的心理学家菲尔德最早发现了抚摸的神奇疗效。在20世纪六七十年代,新技术被引进了新生儿重症监护病房,为防止感染,禁止早产儿与外界接触成为医学惯例。20世纪80年代初,菲尔德自己诞下了一个早产的女儿,她发现每当对女儿进行抚摸的时候,女儿会停止啼哭,变得很安静。她很好奇,并不顾来自医学界的压力,利用自己的专

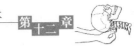

长开始对此进行广泛的研究。她进而发现，与没有接触抚摸的婴儿相比，仅仅5天后，接受按摩的婴儿体重每天提高53%，并延长了睡眠时间。随后，一系列的大脑神经的数据监测表明，接受按摩的婴儿，其迷走神经的张力增加，心脏的节律从压力模式转变为放松模式，并增强了胃部收缩，促进了消化功能。菲尔德的发现，已促使美国众多的医院把按摩疗法纳入早产儿的医疗护理当中。

后来，菲尔德成立了触疗研究所，按摩和触摸被广泛应用到疼痛、抑郁症等病症的治疗当中。其中，在对办公室文员的一项有趣测试中发现，每天15min的轻柔按摩，就能够提升与机警相关的脑电波，并大大减少办公的出错率。

在理查·葛登的量子触疗中，用双手轻抚患者的全身，唤起对方的皮肤记忆，往往是基础治疗的一部分。这正如医学博士斯滕伯格在《康复的空间》一书中所描述的一样，"触觉也可以和最早的童年情绪紧密联系在一起，当你年幼生病的时候，母亲会轻抚你发烧的额头，而这种抚摸的触感能够给你的整个生命过程带来抚慰与平静，即使是后来这种抚摸来自于其他人"。

心理学、神经学的研究表明：轻柔的触摸，可以对神经、情绪、脑电波产生良性的刺激，通过一系列复杂的生理过程，帮助身体自我愈合。

4. 气与频率共振

最能引起中国读者兴趣与联想的，应该是量子触疗与中国气功术的共通之处。在中国文化中，经常会把某种看不见、摸不着的能量称为"气"，但由于无形无象，从古到今没有人说得清楚，以至于"气"成了一个有着极大丰富内涵的词语，人们也心安理得地接受了它的模糊性。

比如在中医看来，"血为气之母，气为血之帅"，血有形而气无方，"气"是与血液有密切关联的东西。同时，中医又认为，人的十二条经络就是气的运行通道，经络不通就会导致气的阻塞。道家丹师认为"气"分先天和后天，先天气是人的真气，后天气就是人呼吸的空气。修炼丹道功法，就是以后天呼吸气带动先天真气的发动。"气"在这里成了更加抽象

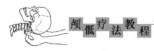

的东西,仅仅局限于传统的理论知识来解读"气"的内涵,很难得到明确清晰的答案。但如果以现代的共振频率来解释古人可以意会难以言传的"气",就会有全新的认识。

人出生时的一声啼哭,肺泡张开,开始了后天的肺呼吸。在这之前,胎儿并没有呼吸,氧气是母体通过脐带直接输送到胎儿血液中的。如同只有健康的果实成熟后才会落下树枝,婴儿能够顺利来到世界上,一定会有着健康的器官组织。先天气就是指人将生未生时的那种圆满无损的存在状态,各器官合乎天然的和谐共振,一切都已成熟,但一切尚未损耗。道家希望通过长期静坐练习,使身体达到"息停脉住"的"胎息"状态,也就是老子所说的"复归于婴儿"。这就是道家修炼的真谛,回归到混沌朴拙的最初完美振动态,就可以延缓衰老,长葆青春。

把"气"看成是物体存在的一种振动状态,用频率共振来解释丹道、气功,许多困惑的问题就迎刃而解。所谓修炼,就是在高度放松入静的状态下,让身体逐步恢复到没有外界干扰的最佳振动态。这时,各器官相互配合,协同共振,奏出一曲和谐的生命乐章。而治疗,就是治疗师以自己的健康旋律来引导对方走音的频率。所以,治疗者本身应该是健康的修炼者。

中医认为人体有十二条经络,现代医学却怎么都找不到它存在的证据。针灸,即一根细细的金属针刺入经络中的穴位,为什么可以治病?有经验的针灸师在有效刺入穴位后会感觉手上"得气",怎么解释?但仔细思考一下,经络上下贯穿人体,就像一根根看不见的琴弦,穴位就像一个个的把位,而银针设计成细长形状就是为了便于共振,针灸就是在给人体调音,"得气"就像是感觉到了与某条经络共振的频率。

用现代的生物物理学去探索中国传统气功、道家内丹术、中医经络与针灸的奥秘,一定会有石破天惊的发现,隐藏的密码将被一一破译,这一天已经不远。三十多年前,西方理查·葛登的量子触疗,高曼的声音疗愈,苏瑟兰和尤普勒捷的"能量传导"技术,都已经部分开启了这扇东方神秘主义的大门。

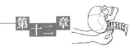

第三节　简易的量子触疗技术

1. 能量呼吸练习

呼吸技巧是量子触疗的核心技术之一。术者必须通过呼吸技巧的训练,操控意念,感知身体图式,聚焦能量。吸气时,将意念从足部向上移动至头部,在百会处交集;呼气时,将意念从头部百会处左右交叉向下移动至手(图12-2)。呼吸要注意节奏,常用的有4：4呼吸法和2：6呼吸法等。受术者也可以自己进行呼吸训练,同时将手放在疼痛或受限的部位,可以缓解局部的疼痛。

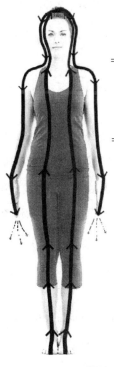

吸气时,将意念从足部向上移动至头部,在百会处交集;呼气时,将意念从头部百会处左右交叉,向下移动至手。

图12-2　呼吸训练

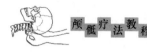

2．主要手法技术

（1）"三明治"夹持法

所谓的"三明治"夹持法就是一手放在治疗（疼痛）部位的一侧，另一手放在对侧，双手愈是接近疼痛或受限的部位，疗效会愈好。并在治疗过程中与受术者对话，了解受术者的感受，追随疼痛或不适的踪迹，使之逐渐消除。

（2）"三角点"法

在传送能量到较小部位时，用三个指尖合成"三角点"，又称"小蜜蜂"法，有利于接近疼痛或受限的部位，集中能量到目标部位，效果也会更好。

（3）多手交叠或团体治疗法

团体治疗比单人治疗效果好，多手交叠放在患处会产生威力巨大的共振，术者之间建立一个新的共振系统，影响受术者自身疗愈系统，产生不可思议的效果。

3．局部手法

（1）头颈部手法

根据疼痛的部位，将手轻轻地放在头部相应的部位，感受受术者局部与整体的状况，传递能量给受术者。持续一段时间，直至疼痛不适改善为止（图12-3a，b，c）。该法可用于治疗头痛、鼻炎、眼疾、牙疼等。将手轻轻地放在颈项部两侧不同的部位，感受受术者局部与整体的状况，传递能量给受术者（图12-3d）。持续一段时间，直至疼痛不适改善。该法可用于治疗颈椎病等颈部疾患。

（2）胸背部手法

将手轻轻地放在背部两侧不同的部位或胸背部，感受受术者局部与整体的状况，传递能量给受术者（图12-4）。持续一段时间，直至疼痛不适改善。此法可用于治疗背痛等。

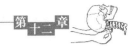

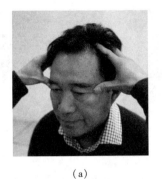

(a)

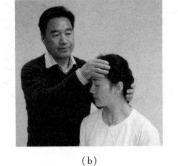

(b)

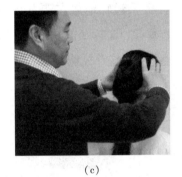

(c)

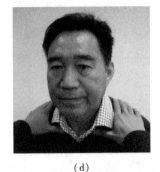

(d)

根据疼痛的部位,将手轻轻地放在头部相应的部位,感受受术者局部与整体的状况,传递能量给受术者。持续一段时间,直至疼痛不适改善。

图 12-3 头颈部手法

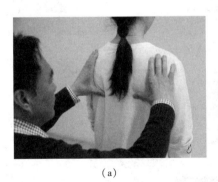

(a)

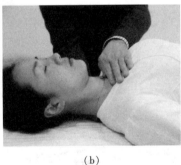

(b)

将手轻轻地放在背部两侧不同的部位或胸背部,感受受术者局部与整体的状况,传递能量给受术者。

图 12-4 胸背部手法

(3)腰腹部手法

将手轻轻地放在腹部或盆部,感受患者局部与整体的状况,传递能量给受术者(图 12-5)。持续一段时间,直至疼痛不适改善。该法可用于治疗腹痛、盆腔炎、月经痛等疾患。

将手轻轻地放在腹部或盆部,感受患者局部与整体的状况,传递能量给受术者。

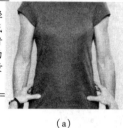 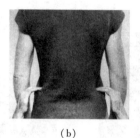 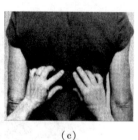

（a） （b） （c）

图 12-5 腰腹部手法

受术者取俯卧位,或取仰卧位,术者将手轻轻地放在腰背部,感受受术者局部与整体的状况,传递能量给受术者(图 12-6)。持续一段时间,直至疼痛不适改善。此法可减轻腰背疼痛,调整脊柱侧弯。

受术者取俯卧位,或取仰卧位,术者将手轻轻地放在腰背部,感受受术者局部与整体的状况,传递能量给受术者。

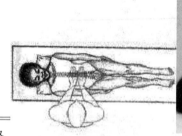 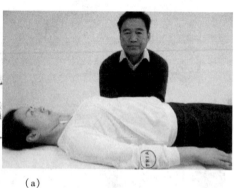

（a）

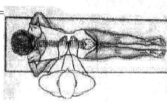 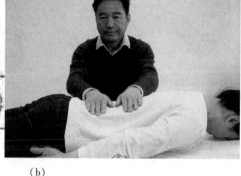

（b）

图 12-6 调整脊柱侧弯

（4）肩与上肢手法

将手轻轻地放在肩、肘、腕等部,感受受术者局部与整体的状况,传递

能量给受术者(图 12-7)。持续一段时间,直至疼痛不适改善。该法可用
于治疗肩周炎、网球肘、腕关节痛等。

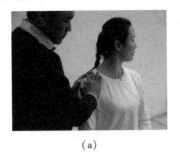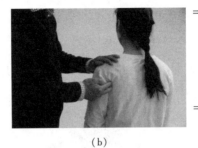

将手轻轻
地放在肩、肘、
腕等部,感受受
术者局部与整
体的状况,传递
能量给受术者。

(a)　　　　　　　　　　(b)

图 12-7　肩与上肢手法

(5) 盆底与下肢手法

将手轻轻地放在髋、膝、足等部位,感受受术者局部与整体的状况,传
递能量给受术者(图 12-8)。持续一段时间,直至疼痛不适改善。该法可
用于治疗骶髂关节炎、髋关节炎、膝关节痛、踝关节痛等。

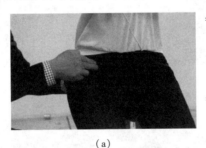

将手轻轻地放
在髋、膝、足等部位,
感受受术者局部与
整体的状况,传递能
量给受术者。

(a)

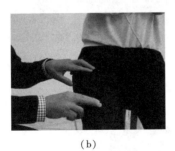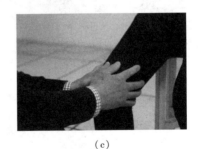

(b)　　　　　　　　　　(c)

图 12-8　盆底与下肢手法

4. 自助式治疗

虽然人们早已习以为常地熟悉了自己的能量振动,不能像接受他人

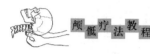
的能量那么明显,但是仍然可以传送能量给自己。为了让量子触疗发挥作用,首先要加强呼吸训练,可以更深层地改变振动,定期传递能量给自己,能产生更好的效果。自我治疗时很适合采用不同的技术组合,如火箭呼吸法、"三明治"夹持法、小蜜蜂法等。根据不同情况,取卧位或坐位,进行头部、面部、颈部、躯干和四肢的治疗(图12-9、图12-10和图12-11)。

　　根据不同情况,取卧位或坐位,进行头部、面部或颈部的治疗。

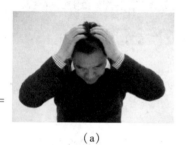

（a）

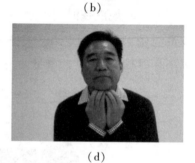

（b）

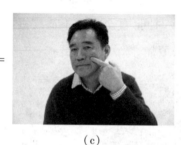

（c）

（d）

图 12-9　自助式治疗(头颈部)

　　根据不同情况,取卧位或坐位,进行胸部、腹部和盆部的治疗。

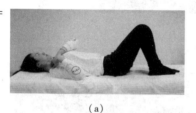

（a）

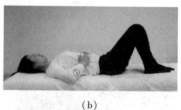

（b）

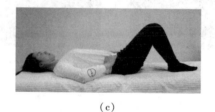

（c）

图 12-10　自助式治疗(躯干部)

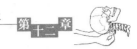

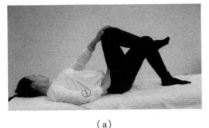
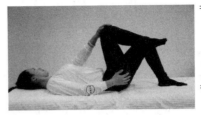

根据不同情况,取卧位或坐位,进行下肢的治疗。

（a）　　　　　　　　　（b）

图 12-11　自助式治疗（下肢）

第四节　V形传导技术

1. V形传导技术的方法

V形传导技术（V-spread technique）由苏瑟兰首创,用于肌筋膜疼痛治疗和骨骼移位的纠正。尤普勒捷更是将其发扬光大,用于筋膜系统张力的缓解和神经—体液的平衡,赞叹"这招有效"。但当时对于该技术背后的机理尚不清楚,认为是"操控非神经性电流"。该技术的主要理念是"集中治疗意念于一个或多个特定部位以缓解或放松阻塞的组织",被称为将"爱"传递到特定位置,目的是激活受术者自身天然的治疗反应。练习的方法：将双手放在受限组织的两侧,想象治疗能量在组织的两侧流动。将食指和中指展开为"V"形,分别按压在骨缝的两侧。能量的方向可应用于任何受限部位,也可用于筋膜、脑脊髓节律和骨缝活动受限。其基本原理是将"V"形手放在受限的缝的两侧或受限的部位,另一手（一个或两个、三个手指）则放在对侧,发送能量至受限一侧,松弛受限的结构（图 12-12）。

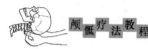

V 形传导技术的基本原理是将"V"形手放在受限的缝的两侧或受限的部位,另一手(一个或两个、三个手指)则放在对侧,发送能量至受限一侧,松弛受限的结构。

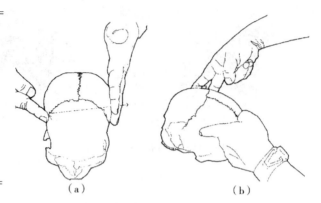

（a）　　　　　　　　　（b）

图 12-12　"V"形手技术

（2）V 形传导技术的部位

根据不同情况,在不同部位进行 V 形能量治疗,如头颈部、躯干和四肢(图 12-13 和图 12-14)。

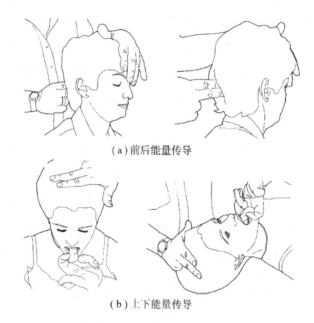

（a）前后能量传导

（b）上下能量传导

图 12-13　V 形传导技术(头部)

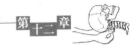

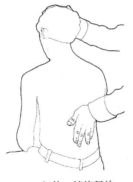

（a）躯体—情绪释放

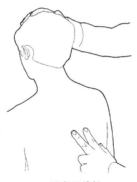

（b）椎旁肌放松

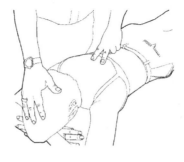

（c）脊柱障碍释放

图 12-14　V 形传导技术（躯干部）

2. 抬腿能量

握住受术者的足跟部,慢慢将其抬起,使其下肢与治疗床成 10° ~ 15°,这时可以激发静止点。当受术者平静下来后,下肢会有漂浮感,一种"波浪"由下向上涌动。再进行上下、开合、旋转等动作,刺激本体感受器,改变肌张力,消除病理的神经反射,建立和巩固新的神经反射回路(见第七章)。

3. 第四脑室能量(CV4)

双手合拢置于受术者枕部,对向第四脑室,一方面促进第四脑室内脑脊液的流动;另一方面直接作用于脑干,刺激脑干内的生命中枢(见第七章)。

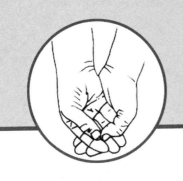

第十三章 |

颅底功能障碍的诊断与治疗

构成颅底的颅骨主要有额骨、筛骨、蝶骨、颞骨和枕骨，这些颅骨间分别以缝、软骨和骨性连接，并留有诸多孔裂，是颅内外的通道，允许重要的神经和血管进出颅腔。颅底诸骨内面及其相互间的孔裂都有硬脑膜的外层紧密相贴，颅骨和孔裂的外面则有肌肉和筋膜附着。颅骶诸骨之间发生移动、错位、重叠等，就会引起颅底功能障碍，诸如神经血管受压、颅骶节律改变，甚至影响中枢神经的功能。运用颅顶握法(Cranial vault holding)可以探查颅骶节律正常与否；颅骶调整手法可以调校错位的颅骨、改变硬膜系统的张力。

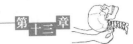

第一节　颅底的结构

1. 颅底外面观

颅底外面凹凸不平,孔裂较多,以蝶骨两侧翼突后缘连线和两侧枕骨髁前缘连线为界,分为前部、中区、后部(图 13-1)。其主要结构包括枕骨大孔、枕髁、破裂孔、髁管、颈静脉孔、颈动脉管外口、茎突、茎乳孔、舌下神经管外口、下颌窝、枕外隆凸、上项线、骨腭、切牙孔、腭大孔、鼻后孔、卵圆孔、棘孔。

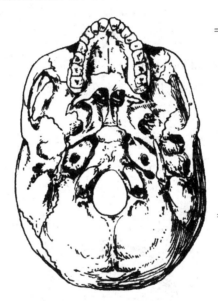

颅底外面以蝶骨两侧翼突后缘连线和两侧枕骨髁前缘连线为界,分为前部、中区、后部。主要结构包括枕骨大孔、枕髁、破裂孔、髁管、颈静脉孔、颈动脉管外口、茎突、茎乳孔、舌下神经管外口、下颌窝、枕外隆凸、上项线、骨腭、切牙孔、腭大孔、鼻后孔、卵圆孔、棘孔。

图 13-1　颅底外面观

（1）前部

前部主要由面颅骨构成,前部中央的水平薄板为骨腭,由上颌骨的腭突与腭骨水平板构成。骨腭前方是牙槽弓,上颌的牙齿排列在此处。骨腭正中为腭中缝,其前端有切牙孔,后端两侧为腭大孔,腭大动脉从此出颅。往后是被鼻中隔后缘分隔的左右鼻后孔。鼻后孔两侧的垂直骨板称为翼突内侧板,翼突外侧板根部后外方排列着卵圆孔和棘孔。前部两侧

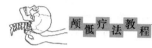

是颧弓,颧弓根部后方是下颌窝,窝前缘有关节结节。

（2）中区

以颞骨岩部下面中央的颈动脉管外口为中心,前方有卵圆孔和棘孔,后方为枕骨岩部与枕骨之间不规则的颈静脉孔,前内方为蝶、枕、颞骨汇合处的破裂孔,后外方有茎突和乳突,两突起之间有茎乳孔。

（3）后部

中央为枕骨大孔,成人以后孔前方的枕骨基底部与蝶骨体直接结合（之前通过软骨结合）。枕骨大孔两侧为枕骨髁,枕骨髁同寰椎侧块的关节窝形成寰枕关节。枕骨髁前外侧为舌下神经管外口,在枕髁外侧位于枕骨与颞骨岩部之间,从前向后依次排列着颈动脉管外口和颈静脉孔。颈动脉管外口内侧可见蝶骨、枕骨和颞骨围成的破裂孔,颈静脉孔的后外侧是茎突,茎突前外侧是外耳门。茎突根部后方为茎乳孔,再后方为乳突。后方为枕骨的枕外隆凸及两侧相互平行的上项线与下项线。

2. 颅底内面观

颅底内面可分为三个颅窝:颅前窝、颅中窝和颅后窝（图 13-2）。其主要结构包括:① 颅前窝、鸡冠、筛孔。② 颅中窝、垂体窝、交叉前沟、眶上裂、圆孔、卵圆孔、棘孔。③ 颅后窝、枕骨大孔、斜坡、枕内隆凸、横窦沟、乙状窦沟、颈静脉孔、舌下神经管、内耳门、内耳道。

颅底内面可分为三个颅窝:颅前窝、颅中窝与颅后窝。主要结构包括:① 颅前窝、鸡冠、筛孔。② 颅中窝、垂体窝、交叉前沟、眶上裂、圆孔、卵圆孔、棘孔。③ 颅后窝、枕骨大孔、斜坡、枕内隆凸、横窦沟、乙状窦沟、颈静脉孔、舌下神经管、内耳门、内耳道。

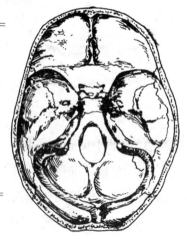

图 13-2 颅底内面观

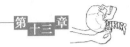

（1）颅前窝（Anterior cranial fossa）

颅前窝由额骨的眶板、蝶骨体前部、蝶骨小翼和筛骨的筛板构成。颅前窝体积较小，左右对称，容纳大脑半球的额叶。颅前窝中央前方是鸡冠，两侧是筛骨的筛板，筛板中有许多筛孔，嗅丝从这里通向鼻腔。筛板外侧颅前窝的底由薄而不平的额骨眶板构成，同时又是额窦和筛窦的顶及眶顶。

（2）颅中窝（Middle cranial fossa）

颅中窝由蝶骨体、蝶骨大翼及颞骨岩部构成。颅中窝中间狭窄，凹陷的两侧容纳大脑的颞叶，形状如蝴蝶。中间部分是蝶骨体，蝶骨体中的空穴称为蝶窦，蝶骨体上方为垂体及垂体窝，与后方的骨性隆突合称蝶鞍，垂体窝两侧与蝶窦仅相隔一薄骨层。蝶鞍后方高起的鞍背两侧角称为后床突，蝶骨小翼后缘的内侧端也明显增厚，称为前床突。蝶鞍前方是视交叉沟，向前为视神经管，经此视神经从眶腔进入颅中窝。视神经管外侧为眶上裂，动眼神经、滑车神经、三叉神经眼神经支、外展神经由此入眶。蝶鞍两侧有颈动脉沟、破裂孔、海绵窦、圆孔、卵圆孔和棘孔。海绵窦为一空腔，从眶上裂内侧延伸至颞骨岩部尖端，其内有动眼神经、滑车神经、外展神经、三叉神经的眼神经和上颌神经。

（3）颅后窝（Posterior cranial fossa）

颅后窝由枕骨和颞骨岩部构成，容纳脑干和小脑。颅后窝最大的特征为巨大的枕骨大孔，该孔位于颅后窝中央最低处，连接颅腔与椎管。枕骨大孔后方为横窦沟，与另一条起自枕骨大孔的纵沟相交汇，交汇处形成称为枕内隆凸的十字形隆起，横窦沟向上延续与颅顶内面的上矢状窦沟连接，向下与枕内嵴连接，两侧横窦沟与乙状窦沟相连，止于枕骨大孔外侧的颈静脉孔。颈静脉孔也是舌咽神经、迷走神经和副神经进出颅腔的通道。枕骨大孔前方斜面为斜坡。孔的前方外侧有供舌下神经通过的舌下神经管内口。在颅中窝与颅后窝之间为弓状隆起，而弓状隆起后方同时也是颞骨岩部后面开孔称为内耳门，面神经与位听神经经由此处通往颅腔。

第二节　颅底功能障碍的诊断

苏瑟兰认为,正常的原始呼吸机制(PRM)明确反映了人体组织的健康状况,机体一旦发生功能障碍,PRM 的表现就会出现异常,触诊 PRM 无论对诊断还是治疗都是十分有用的。术者检查运动或运动受限的状况,目的是使机体结构回到自由运动状态。苏瑟兰用触觉检测颅底蝶—枕结合(SBS)的运动,感受 SBS 的移动状态,对应头部三维空间位置,包括矢状面、水平面和冠状面。针对运动系统所采用的手法技术遵循同样的原则,术者在不同的平面上寻找所谓的平衡点,并使机体组织处于放松状态,直至紧张状态自行消失。

颅底功能障碍主要发生在蝶—枕结合(SBS),可分为以下六种类型:

① 收缩/伸展(Flexion/extension):蝶枕结合上抬或下移;

② 侧弯(Side bending):凸侧向左侧或右侧;

③ 扭转(Torsion):一侧(左侧或右侧)蝶骨大翼较高;

④ 垂直错位(Vertical strain):蝶骨体与枕骨基底部连接处相对上下移位;

⑤ 侧移(Lateral strain):蝶骨体后缘相对于枕骨基底部向左或右滑动;

⑥ 挤压(Compression or impaction):蝶骨体与枕骨基底部连接处相互夹挤。

下面介绍三种颅顶握法(Vault hold),可用来评估颅底各骨连接与活动的质量。这二种方法分别由苏瑟兰和尤普勒捷创立,各有优势和用途,术者可以在全面掌握颅骶系统的基础上,根据不同问题采用相应的评估方法。

1. 苏瑟兰第一握法

术者将双手放在受术者颅顶两侧,食指放在蝶骨大翼的颞面,小指放

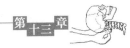

在枕鳞(枕乳缝内侧,或枕外隆凸外侧的上项线上),中指、无名指轻抚颞骨固定手掌,拇指轻按额骨(图 13-3)。感受颅顶各骨的运动,随之收缩期与伸展期做往返运动,评估节律的频率、幅度、对称性等品质。

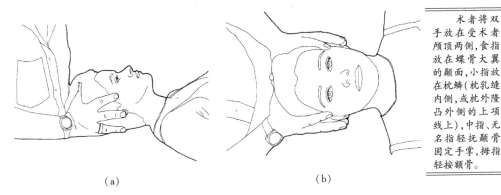

（a）　　　　　　　　　（b）

术者将双手放在受术者颅顶两侧,食指放在蝶骨大翼的颞面,小指放在枕鳞(枕乳缝内侧,或枕外隆凸外侧的上项线上),中指、无名指轻抚颞骨固定手掌,拇指轻按额骨。

图 13-3　苏瑟兰第一握法

2. 苏瑟兰第二握法

术者一手托着枕部,拇指和无名指握住两侧乳突,另一手放在受术者额部,拇指和无名指握住两侧蝶骨大翼颞面,食指和中指悬空(图 13-4)。感受颅顶各骨的运动,随之收缩期与伸展期做往返运动,评估节律的频率、幅度、对称性等品质。

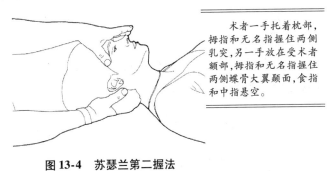

术者一手托着枕部,拇指和无名指握住两侧乳突,另一手放在受术者额部,拇指和无名指握住两侧蝶骨大翼颞面,食指和中指悬空。

图 13-4　苏瑟兰第二握法

3. 尤普勒捷第三握法

术者双手手指展开如扇形,小指放在枕鳞(枕乳缝内侧,或枕外隆凸外侧的上项线上),无名指放在枕乳缝的内侧,中指位于乳突尖,食指轻轻放在耳朵的前方,拇指放在蝶骨大翼的颞面(眼眶外侧壁后方一指),

手指稍曲,轻抚颞鳞和顶骨(图13-5)。感受颅顶各骨的运动,随之收缩期与伸展期做往返运动,评估节律的频率、幅度、对称性等品质。此法的优点是手法灵活自如,充分接触额、顶、颞、枕骨,感受翼穴、星穴、冠状缝、顶颞缝、枕乳缝的活动状况。

术者双手手指展开如扇形,小指放在枕鳞(枕乳缝内侧,或枕外隆凸外侧的上项线上),无名指放在枕乳缝的内侧,中指位于乳突尖,食指轻轻放在耳朵的前方,拇指放在蝶骨大翼的颞面(眼眶外侧壁后方一指),手指稍曲,轻抚颞鳞和顶骨。

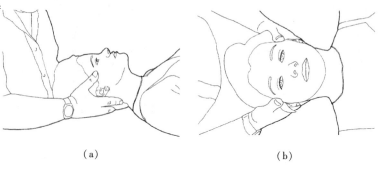

(a)　　　　　　　　　(b)

图13-5　尤普勒捷第三握法

可以通过上述三种握法评估和检测颅底蝶—枕结合的功能状况,术者尤其要注意蝶—枕结合的活动范围、对称性、容易或不容易往哪个方向移动等状况。

第三节　颅底功能障碍的治疗

1. 颅顶握法

双手握住颅顶两侧,掌心对向颅顶,分别向下推压、向上拔伸、向两侧旋转及向一侧扭曲(图13-6)。

双手握住颅顶两侧,掌心对向颅顶,分别向下推压、向上拔伸、向两侧旋转及向一侧扭曲。

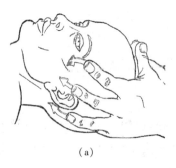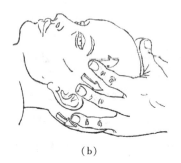

(a)　　　　　　　　　(b)

图13-6　颅顶握法

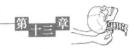
2. 额枕握法

一手托住枕部,掌心对向枕外隆凸;另一手握住额部,在三轴方向调整颅骨,减轻颅底压力(图 13-7)。

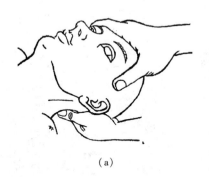

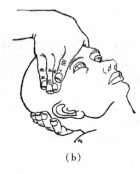

一手托住枕部,掌心对向枕外隆凸;另一手握住额部,在三轴方向调整颅骨,减轻颅底压力。

(a)　　　　　　　　　　(b)

图 13-7　额枕握法

3. 枕颞握法

双手交叉,合抱枕部。① 两侧大鱼际肌同时用力,压向枕颞交界处(图 13-8a);② 大拇指压向乳突尖,感受其弹性(图 13-8b);③ 大拇指放开,其余四指向外勾动(图 13-8c)。

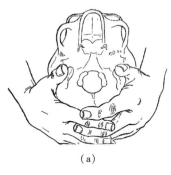

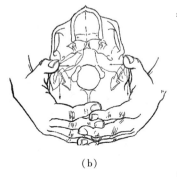

双手交叉,合抱枕部。两侧大鱼际肌同时用力,压向枕颞交界处。

大拇指压向乳突尖,感受其弹性。

大拇指放开,其余四指向外勾动。

(a)　　　　　　　　　　(b)

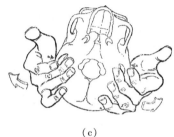

(c)

图 13-8　枕颞握法

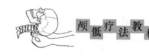

4. 顶枕推法

一手托住枕部,掌心对向枕外隆凸;另一手扶住颅顶,掌心对向"百会穴",手指自然放置于额部。从"百会穴"开始,沿"阴阳转换"方向,推动头部运动,促进脑脊液运动(图13-9)。运动轨迹如"∞"字。

一手托住枕部,掌心对向枕外隆凸;另一手扶住颅顶,掌心对向"百会穴",手指自然放置于额部。从"百会穴"开始,沿"阴阳转换"方向,推动头部运动,促进脑脊液运动。

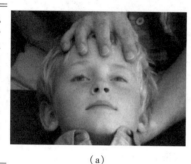

(a)

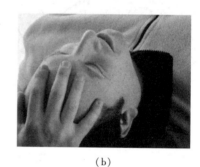

(b)

图13-9 顶枕推法

参 考 文 献

［1］Chila A G. Foundations of Osteopathic Medicine. Third Edition. New York：Wolters Kluwer,2011.

［2］WHO. Library Cataloguing-in-Publication：Benchmarks for Training in Traditional/Complementary and Alternative Medicine：Benchmarks for Training in Osteopathy. Printed in Switzerland,2010.

［3］White House Commission on Complementary and Alternative Medicine Policy（US）. Final report of White House Commission on Complementary and Alternative Medicine. Washington,2002.

［4］张雅鸥,杨梦甦,肖培根.补充和替代医学的发展现状.世界科学技术——中药现代化,2002,4(4)：24-31.

［5］王介明,李宏建.美国补充和替代医学的近代史、现状与展望.国外医学——中医中药分册,2003,25(4)：200-202.

［6］王介明,李宏建.美国补充和替代医学的近代史、现状与展望（续）.国外医学——中医中药分册,2003,25(5)：262-265.

［7］傅俊英.补充替代医学国际使用情况分析.中西医结合学报,2008,6(3)：239-242.

［8］郑淑洁,任定成,罗栋.美国补充与替代医疗体系的变迁及公众影响力.医学与哲学,2014,35(7A)：82-85.

［9］美国国家卫生研究院(NIH).美国国家卫生研究院(NIH)国家补充与替代医学中心(NCCAM)发展战略计划：2005—2009.中国中医科学院国际合作处译.亚太传统医药,2006(5)：45-49.

［10］Don Cohen. An Introduction to Craniosacral Therapy. California：North Atlantic Books,Berkeley,USA,1995.

［11］Upledger J E, Vredevoogd J D. Craniosacral Therapy. Seattle：Eastland Press,USA,1983.

［12］Sills Franklyn. Craniosacral Biodynamics. The Breath of Life,Biodynamics,and Fundamental Skills. Volume One. California：North Atlantic Books,Berkeley,USA,2001.

［13］Sills Franklyn. Foundations in Craniosacral Biodynamics. The Breath of Life and Fundamental Skills. Volume One. California：North Atlantic Books,Berkeley,USA,2011.

［14］Sills Franklyn. Foundations in Craniosacral Biodynamics. The Breath of Life and Fundamental Skills. Volume Two. California：North Atlantic Books,Berkeley,USA,2011.

［15］Milne Hugh. The Heart of Listening. A Visionary Approach to Craniosacral Work. Volume One. California：North Atlantic Books,Berkeley,USA,1995.

［16］Milne Hugh. The Heart of Listening. A Visionary Approach to Craniosacral Work. Volume Two. California：North Atlantic Books,Berkeley,USA,1995.

［17］狄荣科,谭文捷. 颅骶疗法在康复医学中的应用及其前景. 江苏大学学报(医学版),2012,22(2)：179－182.

［18］Still A T. The Philosophy and Mechanical Principles of Osteopathy. Kansas City：Hudson-Kimberly PUB. Co. ,USA,1902.

［19］Upledger J E. Craniosacral Therapy Ⅱ—Beyond the Dura. Seattle：Eastland Press,WA 98139,USA,1987.

［20］Michael Kern. Wisdom in the Body：The Craniosacral Approach to Essential Health. North Atlantic Books, Berkeley, California 94712, USA,2005.

［21］梅人朗. 史提尔与美国的整骨医学和整骨医学教育. 国外医学：医学教育分册,2001,22(1)：40－42.

［22］Bordoni B,Zanier E. Sutherland's Legacy in The New Millennium：The Osteopathic Cranial Model and Modern Osteopathy. Adv Mind Body Med,2015,29(2)：15－21.

［23］Upledger J. Craniosacral Therapy and Scientific Research,Part Ⅰ. Massage Today,2003,3(10)：1－5.

［24］梅特里. 人是机器. 顾寿观译. 北京：商务印书馆,2014.

［25］Alan Fogel. Body Sense：The Science and Practice of Embodied Self-Awareness. Norton & Company,New York,USA,2009.

［26］Beck R W. Functional Neurology for Practitioners of Manual Medicine. Elsevier,2011.

［27］Olaf K. Cranio-Sacral-Self-Waves：A Scientific Approach to Craniosacral Therapy. California：North Atlantic Books,Berkeley,USA,2011.

［28］Arnold A P. Rhythm and Touch：The Fundamentals of Craniosacral Therapy. California：North Atlantic Books,Berkeley,USA,2009.

［29］Nelson K E,Sergueef N,Glonek T. Recording the Rate of the Cranial Rhythmic Impulse. Journal of the American Osteopathic Association,2006,106(6)：337－341.

［30］Norton J M. A Tissue Pressure Model for Palpatory Perception of the Cranial Rhythmic Impulse. J Am Osteopath Assoc,1991,91(10)：975－977,980,983－984.

［31］Ferguson A. Cranial Osteopathy：A New Perspective. Academy of Applied Osteopathy Journal,1991,1(4)：12－16.

［32］Agustoni D. Craniosacral Rhythm：A Practical Guide to a Gentle Form of Bodywork Therapy. Churchill Livingstone, Elsevier, New York, USA,2008.

［33］Nelson K E,Sergueef N,Lipinski C M,et al. Cranial Rhythmic Impulse Related to the Traube-Hering-Mayer Oscillation: Comparing Laser-Doppler Flowmetry and Palpation. The Journal of the American Osteopathic Association,2001,101: 163 – 173.

[34] Herbowski L. The Maze of the Cerebrospinal Fluid Discovery. Anat Res Int,2013: 596 – 627.

[35] Matsumae M,Sato O,Hirayama A,et al. Research into the Physiology of Cerebrospinal Fluid Reaches a New Horizon: Intimate Exchange between Cerebrospinal Fluid and Interstitial Fluid May Contribute to Maintenance of Homeostasis in the Central Nervous System. Neurol Med Chir (Tokyo), 2016,56(7): 416 – 441.

[36] Whedon J M. Cerebrospinal Fluid Stasis and Its Clinical Significance. Altern Ther Health Med, 2009,15(3): 54 – 60.

[37] Miyajima M,Arai H. Evaluation of the Production and Absorption of Cerebrospinal Fluid. Neurol Med Chir(Tokyo),2015,55(8): 647 – 656.

[38] Hladky S B,Barrand M A. Mechanisms of Fluid Movement into, through and out of the Brain: Evaluation of the Evidence. Fluids Barriers CNS, 2014,11: 26.

[39] Brinker T,Stopa E,Morrison J,et al. A New Look at Cerebrospinal Fluid Circulation. Fluids Barriers CNS,2014,11: 10.

[40] Jones H C,Taylor C M. Absorption of the Cerebrospinal Fluid and Intracranial Compliance in an Amphibian, Rana Pipiens. J Physiol, 1984, 353: 405 – 417.

[41] Farmera J A,Blumb C L. Dural Port Therapy. J Chiropr Med, 2002,1(2): 54 – 61.

[42] Perrin R N. Lymphatic Drainage of the Neuraxis in Chronic Fatigue Syndrome: A Hypothetical Model for the Cranial Rhythmic Impulse. The Journal of the American Osteopathic Association,2007,107(6):218 – 224.

[43] Cserr H F,Harling-Berg C J,Knopf P M. Drainage of Brain Extra-

cellular Fluid into Blood and Deep Cervical Lymph and Its Immunological Significance. Brain Pathology,1992,2(4):269-276.

[44] Scheumann D S.深层组织及神经肌肉按摩疗法.第三版.徐健译.天津:天津科技翻译出版公司,2008.

[45] Nicholas A S,Nicholas E A.现代临床整骨疗法:骨骼和软组织操作技法图谱.王超,章越,潘建明,等译.天津:天津科技翻译出版公司,2012.

[46] Liem T. Craniosacral Osteopathy:A Practical Textbooks. Seattle:Eastland Press,USA,2005.

[47] Ackerman D.感觉的自然史.路旦俊译.广州:花城出版社,2007.

[48] Bulaini F X.感觉的秘密.李玫珍,匡晓文译.长沙:湖南科学技术出版社,2013.

[49] Schiffman H R.感觉和知觉.第五版.李乐山译.西安:西安交通大学出版社,2014.

[50] Fogel A. Body Sense:The Science and Practice of Embodied Self-Awareness. New York:Norton & Company,Inc. ,2013.

[51] 鞠躬.神经生物学.北京:人民卫生出版社,2004.

[52] Kalat J W.生物心理学.第十版.苏彦捷,等译.北京:人民邮电出版社,2011.

[53] 顾晓松.人体解剖学.第四版.北京:科学出版社,2014.

[54] Gazznige M S,Ivry R B,Mangun G R.认知神经科学:关于心智的生物学.第三版,周晓林,等译.北京:中国轻工业出版社,2015.

[55] Baars B J. Gage N M.认知、大脑和意识:认知神经科学引论.王兆新,等译.上海:上海人民出版社,2015.

[56] Pritchard J J,Scott J H,Girgis F G. The Structure and Development of Cranial and Facial Sutures. J Anat,1956,90(1):73-86.

[57] Bordoni B,Zanier E. Anatomic Connections of the Diaphragm:In-

fluence of Respiration on the Body System. J Multidiscip Healthc, 2013,6:
281 –291.

[58] Kostopoulos D C, Keramidas G. Changes in Elongation of Falx Cerebri during Craniosacral Therapy Techniques Applied on the Skull of an Embalmed Cadaver. Cranio, 1992, 10(1): 9 –12.

[59] McPartland J M, Skinner E. The Biodynamic Model of Osteopathy in the Cranial Field. Explore(NY), 2005,1(1): 21 –32.

[60] Bordoni B, Zanier E. Sutherland's Legacy in the New Millennium: The Osteopathic Cranial Model and Modern Osteopathy. Adv Mind Body Med, 2015,29(2): 15 –21.

[61] Rosen M E. Osteopathy in the Cranial Field Provides an Important Contribution to the Practice of Medicine as a Clinical Application of Osteopathic Principles. J Am Osteopath Assoc, 2009,109(7): 380 –381.

[62] Jäkel A, Hauenschild P. Therapeutic Effects of Cranial Osteopathic Manipulative Medicine: A Systematic Review. J Am Osteopath Assoc, 2011, 111(12): 685 –693.

[63] Rogers J S, Witt P L. The Controversy of Cranial Bone Motion. J Orthop Sports Phys Ther, 1997, 26(2): 95 –103.

[64] Zegarra-Parodi R, Chauvigny B P, Rickards L D, et al. Cranial Palpation Pressures Used by Osteopathy Students: Effects of Standardized Protocol Training. J Am Osteopath Assoc, 2009,109(2): 79 –85.

[65] Coor S E. Cranial Palpation Pressures Used by Osteopathy Students. J Am Osteopath Assoc, 2009,109(12): 655 –656.

[66] Upledger J E, Karni Z. Mechano-electric Patterns during Craniosacral Osteopathic Diagnosis and Treatment. J Am Osteopath Assoc, 1979,78 (11): 782 –791.

[67] Nelson K E, Sergueef N, Glonek T. Recording the Rate of the Cranial Rhythmic Impulse. J Am Osteopath Assoc, 2006,106(6): 337 –341.

［68］Sergueef N,Nelson K E,Glonek T. The Effect of Cranial Manipu-lation on the Traube-Hering-Mayer Oscillation as Measured by Laser-Doppler Flowmetry. Altern Ther Health Med, 2002,8(6): 74 – 76.

［69］Sergueef N,Nelson K E,Glonek T. Palpatory Diagnosis of Plagio-cephaly. Complement Ther Clin Pract, 2006,12(2): 101 – 110.

［70］Nelson K E,Sergueef N,Lipinski C M,et al. Cranial Rhythmic Im-pulse Related to the Traube-Hering-Mayer Oscillation: Comparing Laser-Doppler Flowmetry and Palpation. J Am Osteopath Assoc, 2001,101(3): 163 – 173.

［71］Sergueef N,Nelson K E,Glonek T. The Effect of Light Exercise upon Blood Flow Velocity Determined by Laser-Doppler Flowmetry. J Med Eng Technol, 2004,28(4): 143 – 150.

［72］Nelson K E,Sergueef N,Glonek T. The Effect of an Alternative Medical Procedure upon Low-frequency Oscillations in Cutaneous Blood Flow Velocity. J Manipulative Physiol Ther, 2006,29(8): 626 – 636.

［73］Kostopoulos D C,Keramidas G. Changes in Elongation of Falx Cerebri during Craniosacral Therapy Techniques Applied on the Skull of an Embalmed Cadaver. Cranio, 1992,10(1): 9 – 12.

［74］McPartland J M,Skinner E. The Biodynamic Model of Osteopathy in the Cranial Field. Explore (NY), 2005,1(1): 21 – 32.

［75］Bordoni B,Zanier E. Sutherland's Legacy in the New Millennium: The Osteopathic Cranial Model and Modern Osteopathy. Adv Mind Body Med, 2015,29(2): 15 – 21.

［76］李君,吴靖国,黄泳,等.颅骶疗法治疗慢性失眠的临床疗效分析.按摩与康复医学,2010,1(26): 2 – 3.

［77］吴靖国,李君,黄泳,等.颅骶疗法治疗不同证型偏头痛疗效观察.现代中西医结合杂志,2011,20(13): 1594 – 1595.

［78］吴靖国.李君,黄泳,等.头针配合颅骶疗法治疗偏头痛的疗效

观察. 辽宁中医杂志,2011,38(7):1428-1429.

[79] 李君,吴靖国,黄泳. 针刺配合颅骶疗法治疗慢性失眠的临床观察. 中国中医基础医学杂志,2011, 17(3): 310-311.

[80] 狄荣科,谭文捷,卜浪,等. 颅骶疗法结合康复训练治疗中风后偏瘫性痉挛的临床研究. 按摩与康复医学,2011,2(1): 6-7.

[81] 狄荣科,曾建. 颅骶疗法对经络功能的调节作用. 按摩与康复医学杂志,2011,2(2): 10-11.

[82] 狄荣科,曾建,卜浪,等. 颅骶技术用于脑外伤后遗症康复治疗. 中国医药导报,2012,9(7):92-94.

[83] 彭艾婧,谭文捷,殷俊,等. 颅骶疗法与常规治疗联合用于慢性盆腔炎的临床观察. 中国临床研究,2015,28(11): 1504-1506.

[84] 薄超刚,孙凤,庞斌,等. 颅骶模式骶骨托举法治疗紧张性头痛的临床研究. 中国实用医药,2014(4):21-22.

[85] 狄荣科,曾建. 颅骶技术对脏腑经络功能调节作用的检测. 中国中医基础医学杂志,2012(11): 1236-1238.